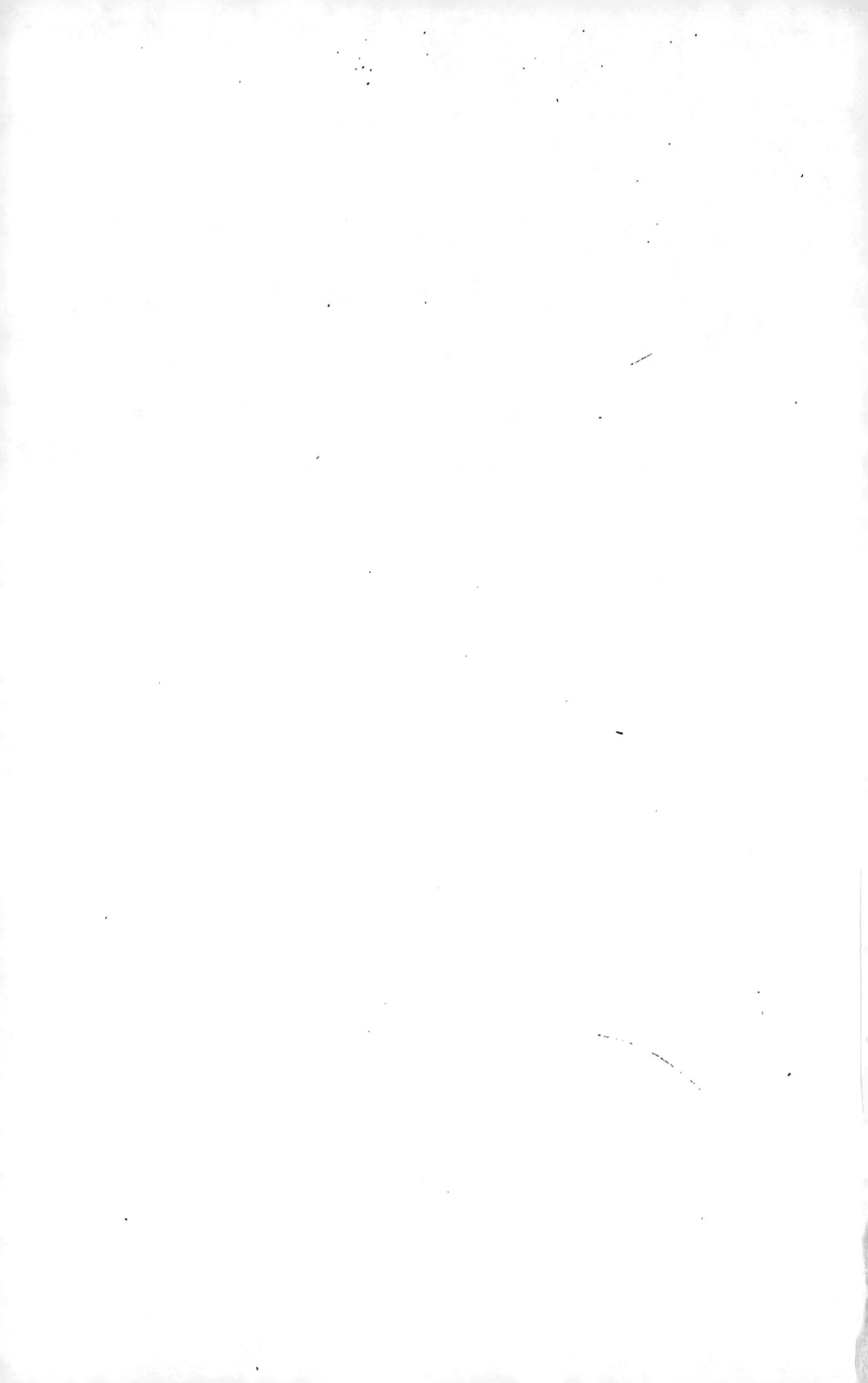

# MANUEL

## DU BAIGNEUR

## AUX EAUX THERMALES DE BRIDES.

LYON. — IMPRIMERIE DE F. GUYOT, RUE MERCIÈRE, No 39.

# MANUEL

## DU BAIGNEUR

## AUX EAUX THERMALES DE BRIDES,

### EN SAVOIE;

### PAR LE DOCTEUR J. A. LAISSUS,

MÉDECIN DES SALINES ROYALES DE MOUTIERS, DE PLUSIEURS
ÉTABLISSEMENS DE LA MÊME VILLE, ASSISTANT DU PROTO-MÉDICAT DE
LA PROVINCE DE TARENTAISE, MÉDECIN-INSPECTEUR
DES EAUX DE BRIDES, ETC.

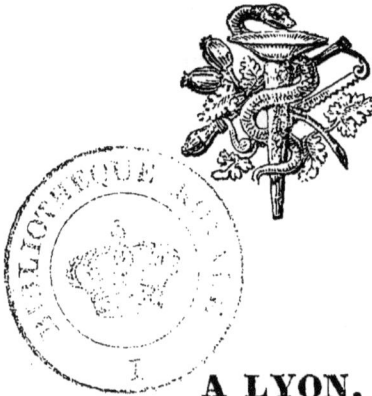

## A LYON,

### FR. GUYOT, IMPRIMEUR-LIBRAIRE,

GRANDE RUE MERCIÈRE, n° 39.

### Aux trois Vertus Théologales.

—

### 1835.

# Dédicace

# AVANT-PROPOS.

En acceptant l'honorable poste de médecin inspecteur des eaux thermales de Brides, nous ne nous sommes pas dissimulé l'étendue des obligations que nous allions contracter : nous nous sommes crus, depuis notre nomination ministérielle, chargés de veiller à la police médicale et à la conservation de nos thermes.

Appelés, depuis quatre ans, aux eaux de Brides par le baigneur, dont la confiance indulgente réclamait nos soins, chaque année, pour notre instruction, nous avons pris des notes sur leurs propriétés; chaque année, faisant l'application de leurs vertus, nous avons tâché de comparer les faits entre eux, et les guérisons nombreuses que nous avons pu, avec raison, leur devoir et leur attribuer. Mais, depuis que l'autorité a voulu nous attacher à l'établissement de Brides, nous avons cherché, pour mieux répondre à ses vues, à distinguer les modes variés d'action de nos eaux sur l'économie vivante. Enfin, pour satisfaire le baigneur qui, mille fois nous a manifesté le désir de trouver, à son arrivée à Brides, un guide, un manuel qui lui indiquât et les différens modes d'administration des eaux et les affections morbides qu'elles combattent avec le plus de succès, nous avons conçu le projet de lui offrir, pour la campagne prochaine, le faible tribut des remarques et des résultats de notre expérience.

Pour nous rendre une raison satisfaisante des faits qui se présentent dans la pratique, nous admettons dans nos eaux, des propriétés primitives ou essentielles, et des propriétés secondaires. Nous indiquons au baigneur la plupart des maladies qui y trouvent un amendement assuré, et souvent une guérison radicale. Nous n'avons pas oublié leur vertu emménagogue et leur influence sur les deux époques critiques du sexe. Nous avons terminé notre opuscule par quelques observations thérapeutiques et hygiéniques, pendant et après la cure des eaux, et par l'histoire de quelques cas pathologiques, la plupart guéris pendant les saisons de 1831, 32, 33, 34. Partout, nous avons cherché la simplicité, la clarté et la briéveté. Dans la description des maladies surtout, pour être mieux compris de toutes les classes des baigneurs, nous nous sommes abstenus, autant que possible, des termes techniques, ou sanctionnés par la méthode physiologique. Nos vœux seront satisfaits, si, malgré nos occupations, nous remplissons la lacune viij

attendue par le patient, et si la publication de son Manuel peut contribuer à alléger ses maux et à étendre la célébrité d'une source aussi inconnue, que féconde en cures merveilleuses.

Page 33, seizième ligne, au lieu de Sancerote, lisez Saucerote.

Page 47, sixième ligne, au lieu de génévreuses, lisez généreuses.

*Au lieu de la note ci-contre, lisez celle-ci :*

(1) Si nous avons préféré l'expression des *Eaux de Brides* à celle de *la Perrière*, c'est que dans le pays celles-ci sont surtout connues sous la première désignation.

# MANUEL

## DU BAIGNEUR

## AUX EAUX THERMALES DE BRIDES.

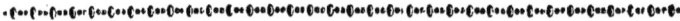

## CHAPITRE PREMIER.

### § Ier.

#### DES EAUX THERMALES DE BRIDES.

Les eaux thermales de Brides (1), situées sur la rive gauche du Doron, sourdent par une multitude de jets au travers d'un schiste à base magnésienne d'un gris-cendré (2), très-dur, et distant du village des bains de quelques secondes seulement. La débacle d'un lac qui s'était formé dans les montagnes de Champagny, au printemps de 1818, ayant détourné du roc schisteux le lit de la rivière, mit à découvert, le 15 juin de la même

(1) Nous ne voulons parler que des eaux de la Perrière, quoique dans le cours de notre opuscule, nous nous servions souvent de l'expression *des Eaux de Brides*, qui, dans le pays, sont surtout connues sous cette dernière désignation.

(2) Voyez le journal de Savoie, n° 31, IVe année, 1819.

1

année, la piscine merveilleuse (1). Ces eaux sont reçues dans un grand bassin que le docteur Hybord, philanthrope zélé, une année environ après leur découverte, fit construire, afin de produire par la réunion des jets nombreux (2) un volume d'eau capable aujourd'hui d'alimenter dans une heure vingt-cinq à trente baignoires, de suffire à plusieurs douches ascendantes et descendantes, à l'étuve, et à la boisson d'un public nombreux. Cette masse d'eau doit s'échapper, dans la longueur de quarante-cinq à cinquante toises environ, du réservoir indiqué, et par le moyen de canaux de terre cuite, ou de fonte, recouverts de poudre de charbon, qui se trouvera elle-même à l'abri du contact de tout agent extérieur par une maçonnerie faite avec toutes les règles de l'art. Cette conduite doit l'amener dans une vaste prairie, où, d'après les desseins de M. le chevalier Mélano, doit s'élever incessam-

---

(1) Aucune tradition du pays n'annonce une plus haute antiquité de nos eaux : nous savons seulement que le village distant, avons-nous dit, de quelques secondes de la source thermale porte depuis un temps immémorial le nom de village des Bains, et qu'à l'époque de la péréquation générale (1729) il a conservé le même nom. Cette circonstance ne paraît-elle pas prouver que déjà nos bains avaient existé, et que peut-être une catastrophe analogue à celle qui nous les a rendu les avait aussi ravi à l'humanité souffrante?

(2) Voyez le n° 31 du journal énoncé.

ment un établissement qui, à la régularité unira la magnificence et la solidité, et qui conciliera les vues les plus élevées d'utilité publique avec l'économie la mieux entendue. Les divisions sagement combinées, la distribution nombreuse des cabinets de bain, de douche, les sales de réception, etc., tout doit faciliter les modes variés d'administration des eaux, et rendre plus assuré et plus complet le succès avantageux dont le baigneur retire déjà depuis quinze ans, à l'origine de la source, qui n'offre aucune des commodités énoncées.

Déjà, depuis plus d'une année, les eaux de Brides arrosent la prairie dont la province doit faire l'acquisition : et là, comme à la source, elles restent chargées et imprégnées des principes minéralisateurs, dont l'existence a été constatée et reconnue. Les préjugés et l'esprit de parti se sont en vain efforcés d'annoncer et prédire à l'opinion publique une diminution du calorique et une perte des propriétés médicales inhérentes aux eaux, par le transport qu'elles devaient essuyer : mais, soit le thermomètre, soit l'expérience, qui est la vraie pierre de touche, n'ont pu constater, même dans l'état actuel imparfait de la conduite des eaux, ni une diminution sensible dans le principe calorifique, ni une influence thérapeutique moins marquée. Leur température est constante et invariable ; et des observations réitérées récemment nous ont prouvé que leurs effets salutaires peuvent s'obtenir soit d'un côté, soit de l'autre (1).

## § II.

### DES PROPRIÉTÉS PHYSIQUES.

Considérées sous le rapport de leurs propriétés physiques, les eaux de Brides sont très-limpides, onctueuses au toucher, exhalant par l'agitation une odeur particulière, indiquant la présence du gaz hydrogène sulfuré. Leur limpidité n'est jamais troublée, quelles que soient l'abondance et la durée des pluies atmosphériques : leur quantité est aussi constamment la même, elle est telle, avons-nous dit, qu'elle peut suffire au service de vingt-cinq à trente baignoires, de quatre douches, et à la boisson d'un grand nombre de buveurs. L'eau gazeuse acidule de Brides mousse aisément par l'agitation et par le mouvement qu'on lui imprime ; il s'en dégage périodiquement des bulles d'acide carbonique, qui viennent mourir sur la surface du liquide. Ce dégagement paraît être dû, non-seulement à l'acide carbonique, mais encore à l'acide hydro-sulfurique, dont la

(1) Du reste, pour favoriser l'établissement futur de nos eaux, l'administration toujours prudente doit, dit-on, conserver à la source même un robinet qui restera à la disposition de tous les buveurs.

présence incontestable s'échappe au premier contact des eaux avec l'atmosphère. L'eau de Brides rougit la teinture de tournesol; celle de la noix de galle donne un précipité abondant d'hydrosulfure de fer (1). La boisson produit chez quelques baigneurs un sentiment plus ou moins pénible de pesanteur de tête, une espèce d'étourdissement offrant quelque analogie à l'état d'ivresse. Plusieurs, après quelques jours de boisson, se plaignent aussi d'un picotement fixé sur les paupières, et l'engorgement de la conjonctive jette dans l'inquiétude les malades peu habitués à ces phénomènes qui disparaissent bientôt avec la cessation des eaux. Leur température en hiver comme en été est toujours la même : elle est de 30° R. à la sortie du roc, de 28° 1/2 dans les robinets et de 27° dans les baignoires. (Expérience faite dans le courant de juillet 1834.)

Quoique les observations savantes des Humboldt, des Daubuisson, des de La Place tendent à nous prouver que les eaux thermales doivent leur chaleur aux feux souterrains (2); quoique, dans l'état

(1) Voyez le journal de Savoie, n° 31, 10ᵉ année, 1819.

(2) Pour nous qui ne prétendons pas avoir d'opinion personnelle, nous nous bornerons à exposer celle de nos devanciers. Les uns ont attribué cette permanence de température à la déflagration des mines de charbon de terre pyriteux; les autres à l'action d'affinité des corps sur d'autres corps, v. 9, des acides sur les bases. D'Omalius d'Halloy a eu recours à un feu central. Beaucoup de physiciens et de géologues plus modernes se sont montrés partisans de

actuel des connaissances, cette opinion étayée par
l'autorité de tous ces grands hommes paraisse la
seule admissible, le voile mystérieux qui a dérobé
si long-temps cette cause présumée aux recherches du physicien est-il assez écarté, pour que
les objections qui infirment l'hypothèse ne nous
laissent plus dans aucun doute?

Exposée à l'air et laissée en repos, l'eau thermale de Brides se couvre d'une pellicule d'un
blanc grisâtre, passant à la longue à un rouge
plus ou moins foncé. Le reste du liquide conserve
sa limpidité : on voit au fond des bassins, et surtout du grand réservoir, un sédiment ocracé.
Dans le principe, on s'est servi avec assez d'avantage de cette boue précieuse dans la cure des
ulcères atoniques, dans celle de quelques maladies cutanées ; contre les douleurs rhumatismales
des extrémités inférieures, avec un commencement d'atrophie ; contre les paralysies incomplètes
des mêmes extrémités. Nous ne désespérons pas
d'en tirer nous-mêmes un bon parti, lorsque
l'établissement projeté sera achevé. La présence
des substances végétales, offrant l'aspect d'une

---

cette opinion ; d'autres l'ont reconnue insuffisante. Enfin
plusieurs savans s'accordent à regarder le fluide électrique
ou galvanique, comme le principal artisan du phénomène :
leur imagination considère nos montagnes qui vomissent
les eaux thermales comme d'énormes piles voltaïques, où
s'opèrent entre les deux pôles, positif et négatif les com-
binaisons et les décompositions merveilleuses.

masse gélatineuse à diverses couleurs, indiquée sous le nom de *batraco-spermes* (1), ne doit-elle rien ajouter aux effets salutaires des eaux? Peut-être des expériences ultérieures nous faciliteront-elles la résolution du problême?

## § III.

### DES PROPRIÉTÉS CHIMIQUES.

Nous possédons une analyse exacte des eaux thermales de Brides : nous la devons à M. le docteur Soquet, dont les talens distingués et l'intégrité rare peuvent en garantir l'exactitude. Aussi, nous manquerions-nous à nous-mêmes, et au savant chimiste si, croyant son travail achevé, nous livrions à l'impression une seconde analyse, qui ne pourrait avoir sur la première d'autre mérite, que celui d'être plus récente.

Notre chimiste, dans l'examen des principes élémentaires entrant dans la composition intime des eaux de Brides, reconnaît qu'elles sont chargées, non de sulfate calcaire, mais de beaucoup de *sulfate de soude*, d'*hydrochlorate de chaux*, d'une petite quantité d'*hydrochlorate de magnésie* et *de carbonate de chaux*. Notre devancier détaille avec autant de facilité que d'habileté les motifs sur lesquels il appuie son opinion, basée sur des

(1) Voyez l'Essai analytique du Docteur Soquet sur les eaux de la Perrière, pag. 104 et suiv.

résultats évidens, et obtenus dans ses opérations multipliées. Avec lui, nous ne spécifierons rien sur les vertus médicales que ces différens sels peuvent communiquer à nos eaux, puisque chaque traité de matière médicale les préconise comme les plus doux, les plus efficaces diurétiques, apéritifs et laxatifs.

Le gaz hydrogène sulfuré que les eaux de Brides tiennent dans un état de mélange et dans un état de combinaison (1), et qui s'en dégage sans cesse, n'aurait-il aucun droit à réclamer dans les cures nombreuses dont nous sommes tous les jours témoins? En effet, nous ne regarderons pas comme nulle l'action de la petite quantité d'acide hydro-sulfurique qui s'applique, pour ainsi dire, sur le tissu cutané et qui est absorbé par les pores de la peau, comme le sont les purgatifs topiques. Ce principe une fois en contact avec les membranes muqueuses ne modifiera-t-il pas avantageusement les fonctions vitales des organes sécréteurs et excréteurs? Aussi aurons-nous plus d'une fois l'occasion de méditer sur les effets subséquens de l'absorbtion de ce gaz (hydrogène sulfuré.)

Il résulte des opérations de M. le docteur Soquet, consignées dans son Essai analytique sur les eaux de la Perrière, qu'elles contiennent les principes minéralisateurs suivans. Nous emprunterons son tableau, afin que le baigneur continue

(1) Voyez le journal cité n° 31, 10ᵉ année, 1819.

à jouir, du moins en partie, d'un travail intéressant, mais qui devient tous les jours plus rare.

Un litre d'eau gazeuse acidule thermo-sulfureuse de Brides contient :

| | En grains. | 100e de gr. |
|---|---|---|
| Acide carbonique libre . . . | 12 | 000 (envir.) |
| Hydrochlorate de magnésie. . | 03 | 430 |
| Carbonate calcaire acidule. . | 04 | 790 |
| Sulfate de chaux . . . . . | 42 | 166 |
| Carbonate de fer acidule. . . | 00 | 560 1l2 gr. |
| Hydrochlorate de soude. . . | 34 | 500 1l2 gr. |
| Sulfate de soude. . . . . . | 26 | 200 1l4 gr. |
| Snlfate de magnésie . . . . | 3 | 162 |
| Total. . . | 126 | 708 |

| | En gramm. | |
|---|---|---|
| Acide carbonique libre. . . | 0, | 60,000 |
| Hydrochlorate magnésienne . | 0, | 18,854 |
| Carbonate calcaire . . . . | 0, | 28,346 |
| Hydrochlorate de soude. . . | 1, | 84,200 |
| Sulfate de chaux. . . . . | 2, | 25,133 |
| Sulfate de soude . . . . . | 1, | 32,992 |
| Sulfate de magnésie. . . . | 0, | 11,256 |
| Carbonate acidule de fer. . . | 0. | 03070 |
| Total. . . | 6, | 63,851 |

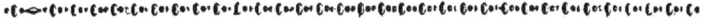

# CHAPITRE DEUXIÈME.

## DES PROPRIÉTÉS MÉDICALES DES EAUX THERMALES DE BRIDES.

## *Observation préliminaire.*

D'après le principe qu'un effet suppose nécessairement une cause, les effets obtenus, sous l'influence des eaux de Brides, nous ont d'abord fait présumer leurs propriétés médicales. Ces effets devenus constans dans notre pratique ultérieure, nous ne tardâmes pas d'admettre comme évidentes et inhérentes à notre source les mêmes vertus que, dans le principe, nous ne devions, par prudence, que supposer. L'observation nous ayant ensuite fait remarquer que, parmi les résultats obtenus, les uns s'observaient plus généralement et se manifestaient par les premières voies, et que d'autres moins immédiats, si nous pouvons nous exprimer ainsi, se déclaraient moins souvent et par les voies secondaires, nous avons jugé à propos de distinguer les vertus de nos eaux en primitives ou essentielles, et en secondaires, et celles-ci entre elles. Nous appellerons les unes primitives et essentielles, parce que leurs résultats se frayent ordinairement une marche par les premières voies, et qu'elles dépendent essentiellement de la composition chimique des eaux : nous appellerons les autres secondaires, parce que leurs effets se déclarent par les secondes voies, et ne sont, pour ainsi dire, que des produits des propriétés primitives.

§ Ier.

### DE LA PROPRIÉTÉ PRIMITIVE STIMULANTE.

La force active qui caractérise un médicament d'où le praticien sait obtenir de précieux résultats, existe dans les principes primitifs qui ont servi à le former, et les substances élémentaires qui récèlent cette force, seront les seules qui pourront nous fournir des agens pharmacologiques. Or, si nous jetons un coup d'œil attentif sur les principes qui constituent l'essence de nos eaux, si nous étudions les élémens primitifs qui les minéralisent, à quelle substance devrons-nous la force active stimulante inhérente aux eaux de Brides? Quel acide, quelle base entrant dans leur composition chimique méritera la prérogative de posséder exclusivement cette propriété qui modifie et change la vitalité des tissus organiques? Pour nous, disons avec Bordeu, qu'il y a dans nos eaux, comme dans beaucoup d'autres, des qualités occultes qui échappent à nos moyens vulgaires d'investigation, et répétons avec un ancien parlant des eaux minérales : *Arcana Dei miraculis plena.*

Mais parce que l'œil observateur et les opérations chimiques ne pourront découvrir, bien moins déterminer le principe élémentaire qui cache la vertu thérapeutique stimulante de nos eaux, pourrons-nous ne pas la supposer, lorsqu'elle découle des faits eux-mêmes, lorsque des résultats, des cures constantes la rendent aussi nécessaire que la cause l'est à l'effet? Cependant, dans l'étude de cette propriété, pour nous mieux convaincre de son existence, suivons le triple mode d'administration des eaux.

1° Prise en boisson et à petite dose, l'eau de Brides manifeste sa vertu stimulante. Elle exerce sur les tissus vivans une impression qui affermit la fibre, et lui rend le ton qu'elle avait perdu sous l'influence d'une lésion pathologique. Après quelques jours de boisson, les organes digestifs acquièrent une plus grande énergie. Les fonctions reprennent leur première activité; le goût des alimens, l'appétit reparaissent. L'on observe aussi son influence bienfaisante sur l'appareil de la circulation. Le pouls devient plus vif et plus élevé; la figure se colore; les forces vitales se réparent; la gaîté même se manifeste. Enfin, par son pouvoir stimulant, chaque appareil organique qui ne jouissait que d'une vie languissante, voit rétablir successivement l'exercice normal de ses fonctions. Aussi l'eau de Brides se montre-t-elle d'une

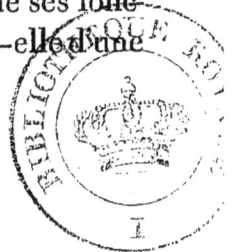

efficacité incontestable dans la plupart des maladies du système dermoïde : son action stimulante
rend leur usage infiniment précieux dans toutes
les affections chroniques des viscères, dans les
dyssenteries anciennes, dans plusieurs affections
des voies urinaires, etc.

2° Envisagée sous le même rapport, l'eau de
Brides, soit en bain, soit en douche, manifeste
son action tonique et stimulante. A quelle cause,
en effet, rapporterons-nous la guérison radicale
de tant d'affections cutanées, aussi rebelles qu'in-
vétérées? Prolongée pendant un certain laps de
temps, l'eau thermale établit un travail de sur-
rexitation salutaire, travail qui modifie, change
le mode d'excitation morbide de l'épiderme en un
autre plus aigu, il est vrai, mais qui, sous l'action
continuée des eaux, ne tarde pas de devenir normal. Comment rendre raison des cures d'ulcères
de toute nature, et qui se cicatrisent contre l'at-
tente de l'homme de l'art et du malade, qui, plus
d'une fois, a déjà lassé toute la pharmacologie avant
de les confier aux propriétés médicales des eaux
de Brides.

Nous ne nous dissimulons pas que les autres
propriétés puissent quelquefois prétendre à leur
tribut de gloire dans ces différentes espèces de
guérisons ; car, assez souvent pour les accélérer,
ou pour mieux les assurer, il nous arrive de conseiller à nos malades le triple mode d'administration des eaux. Mais l'expérience qui est le meil-

leur des maîtres et qui nous a guidé chaque fois qu'un fait nous a paru un peu problématique, l'expérience, disons-nous, a prouvé que les seules lotions détersives et stimulantes de nos eaux ont suffi pour amener la guérison de plusieurs affections de la nature de celles que nous avons indiquées plus haut, soit parce que la délicatesse des malades leur rendait la boisson désagréable, soit parce que la modicité de la fortune leur interdisait les autres modes d'administration. Les sels enfin qui entrent dans la composition intime des eaux de Brides appartiennent à la classe des stimulans. Aussi, après avoir dépouillé l'épiderme de toutes les matières grasses qui couvrent sa surface, vernis huilleux, dit le docteur Soquet, qui en bouche les pores, diminue, et même supprime la fonction des vaisseaux lymphatiques, ces sels dirigent ensuite leur action stimulante d'une manière plus immédiate, plus directe sur les extrémités nerveuses et vasculaires, épanouies par le contact des molécules salines et même gazeuses.

## § II.

### DE LA PROPRIÉTÉ PURGATIVE DES EAUX THERMALES DE BRIDES.

Plusieurs sources thermales et minérales jouissent, comme celle de Brides, d'une propriété

purgative : mais étudiées sous le rapport thérapeutique, toutes n'offrent pas une vertu laxative
assez douce pour ne pas nuire, et capable cependant de produire un résultat médical. Toutes les
eaux préconisées purgatives n'ont pas la double
faculté de faire naître sur la muqueuse gastro-
intestinale une irritation et passagère et assez
importante pour les effets qui en découlent. Tantôt cette irritation devenue trop forte, au lieu de
modifier l'ordre actuel de la vitalité des intestins
et des organes sécréteurs, au lieu de troubler
momentanément la vie de l'appareil digestif,
phlogose les membranes internes du canal alimentaire, provoque des vomissemens et dénature
les tissus ; tantôt les jette dans une condition
qui souvent ne fait qu'augmenter l'état pathologique des organes. Mais les eaux de Brides ont la
propriété de déterminer sur la surface interne
intestinale cette légère irritation, un mouvement
péristaltique spécial, d'où dérivent des déjections
alvines, depuis deux jusqu'à quatre chaque jour,
et qui ne sont accompagnées ni de vomissement,
ni de coliques, ni de cette prostration des forces
vitales, si souvent le résultat inséparable de l'administration des drastiques. Ce mouvement organique produit une douce exalation de la sensi-
bilité, un épanouissement des vaisseaux capillaires,
provoque une exhaltation séreuse, une sécrétion
plus abondante de mucosités. Cette distinction
du mode d'action purgative de celui des drasti-

ques en général est fondée sur l'expérience jour-
nalière à laquelle s'assujétit le baigneur. Mais,
comme on ne confond pas dans une distribution
pharmacologique un drastique avec un laxatif,
des observations réitérées font aussi distinguer le
mode d'action de ce dernier, de celui des eaux
de Brides. Mais voyons cette différence.

L'action du laxatif tend à relâcher le tissu de
l'estomac et des intestins. L'eau de Brides, au
contraire, surtout administrée à petite dose devient tonique, et même avec des résultats purgatifs, resserre, raffermit la fibre de ces organes,
et de toutes leurs dépendances. Elle porte sur
tous les appareils une vitalité, et en particulier
sur celui de la circulation une influence excitante
qui, en activant le pouls, développe une plus
forte dose de chaleur vitale qui influe à son tour
sur tout le reste de l'économie.

Nous ajouterons, si quelqu'un veut contester
l'existence de cette propriété inhérente aux eaux
de Brides, qu'elle est essentiellement dépendante
de leur composition chimique; nous dirons que
cette vertu cathartique est intimément liée aux
substances élémentaires qui les minéralisent. En
effet, la présence du sulfate double de chaux et
de soude, du sulfate de magnésie et de l'hydrochlorate magnésien ne rendra pas, il est vrai,
une raison satisfaisante de tous les résultats avantageux dus aux vertus médicales des eaux,
mais supposera au moins aux yeux d'un observa-

teur chimiste une vertu purgative spéciale appartenant à ces différens sels, et admise comme évi-
dente par le baigneur qui, à chaque saison, vient
en éprouver les effets salutaires.

## § III.

### DES PROPRIÉTÉS SECONDAIRES.

Nous venons d'observer, au commencement de
ce chapitre, que, parmi les résultats obtenus sous
l'influence des eaux de Brides, il en est de moins
fréquens qui, en se manifestant par les secondes
voies, distinguent les propriétés secondaires des
primitives, qui ont fait la matière des paragra-
phes précédens. Nous avouons que cette distinction est plus admissible en pratique qu'en théorie,
que les effets qui constituent les vertus secondaires des eaux, ne sont que des produits, des
résultats des propriétés essentielles, ou de l'action plus immédiate des mêmes eaux : mais
comme quelquefois celles-ci oubliant, pour ainsi
dire, leur marche ordinaire (l'appareil digestif),
portent toute leur action, ou sur le système
cutané, ou sur l'appareil urinaire, il nous a
plu, soit pour nous rendre raison des phénomènes, soit parce que, dans mille révulsions que
les eaux de Brides opèrent, elles se frayent tantôt
l'une, tantôt l'autre, et souvent les deux voies
énoncées, il nous a plu, disons-nous de regarder

les différentes révulsions comme autant de propriétés secondaires.

Quoique la propriété révulsive générale doive offrir autant de divisions qu'il peut exister de révulsions dans les différens organes vivans, nous avons jugé à propos, pour abréger et pour être moins diffus, de n'admettre que les sous-divisions en *diurétique* et en *diaphorétique*. Elles sont, selon nous, d'une haute importance, surtout pour le praticien qui pourra retirer de cette double marche des eaux un effet avantageux contre une infinité d'affections chroniques et rebelles à tous les moyens ordinaires. Il sera d'ailleurs facultatif d'en supposer autant d'autres qu'il y a d'organes susceptibles de subir un effet révulsif.

## DE LA PROPRIÉTÉ SECONDAIRE RÉVULSIVE DES EAUX DE BRIDES.

Nous entendons par révulsif un moyen quelconque thérapeutique employé pour détourner un principe morbide d'un organe sur lequel il semble avoir fixé son siége. Or, le triple mode d'administration des eaux de Brides offre ce moyen thérapeutique.

1º Le bain, par son action stimulante, établit un transport humoral qui part du centre, pour aller se fixer sur la périphérie du corps. L'épiderme, en se ramollissant, se gonfle, la pléthore occupe toute sa surface, animée dès-lors par un

excès de vitalité : cette dose anormale du fluide
vital abandonnant un viscère, ou seulement
un organe soumis à une phlegmasie chronique,
ceux-ci éprouvent une anémie, une espèce de
repos qui finit par les faire passer à une excitation
normale sous l'action prolongée du bain. Si, cependant le calorique des eaux, leur propriété
stimulante, les bains fréquens et continués ne
suffisaient pas pour déterminer la révulsion, le
doucheur imprimera au tissu cutané des mouvemens, des secousses auxiliaires proportionnées à
l'âge, à la délicatesse du sujet malade, et même
à l'état aigu et à la chronicité de son affection
morbide ; bientôt la révulsion désirée se mani-
festera.

2° L'action révulsive des eaux de Brides prises
en boisson s'observe non-seulement sur la muqueuse gastro-intestinale, mais encore sur tout
autre organe étranger ; s'il en est un, aux premières
voies. Supposons, en effet, une irritation ou une
inflammation sub-aiguë, siégeant sur un point du
canal intestinal, où, occupant une de ses divisions, les eaux stimulant les parties saines, leur
communiqueront le degré d'énergie et de toni-
cité nécessaire pour activer leurs fonctions ; et,
par-là, consumer peu à peu la dose de vitalité
anormale qui entretenait la phlogose du point ou
de la division partielle du canal alimentaire. En
prolongeant la boisson, l'activité des fonctions
dans les organes sains, le transport de la vie de

la partie enflammée dans ces mêmes organes se continuèront aussi, et toujours aux dépens de la division intestinale phlogosée, qui insensiblement verra rétablir l'harmonie de ses fonctions. L'influence révulsive des eaux de Brides prises en boisson se remarque, avons-nous dit, non-seulement sur le canal intestinal, mais encore sur tout autre organe. En effet, les évacuations alvines qu'elles procurent chaque jour ne peuvent se manifester long-temps sans faire appel aux humeurs et sans concentrer la vitalité sur la muqueuse intestinale. Ces phénomènes ne peuvent avoir lieu qu'aux dépens des autres organes qui éprouvent bientôt l'heureux effet de la révulsion.

Aussi, cette théorie, ou plutôt cette manière d'envisager les effets révulsifs des eaux de Brides, rend-elle raison des cures de tant de fièvres topiques, de tant de névroses et de plusieurs affections chroniques des viscères abdominaux, sans que ces viscères reçoivent l'influence immédiate de ces eaux.

## § IV.

### DE LA PROPRIÉTÉ SECONDAIRE RÉVULSIVE DIURÉTIQUE DES EAUX DE BRIDES.

Quoique les eaux de Brides dirigent leur action assez constamment sur les premières voies, la pratique et l'expérience ont fait observer qu'il existe quelquefois dans certains individus un ensemble de circonstances qui forcent ces eaux à se frayer une marche par les organes urinaires. Ce mode d'action devient précieux pour tous nos malades affectés de catarrhes vessicaux chroniques, affligés d'hématurie rénale, vessicale, de l'uréthrorragie, ou de la phallorrhagie. Dans ces cas pathologiques, nos eaux instantanément absorbées iront stimuler l'organe des reins ; et par une réaction sympatique, il s'établira une révulsion, par rapport aux autres organes de l'appareil urinaire, et sur ceux-ci, par rapport aux reins, suivant le siége de la phlogose.

## § V.

### DE LA PROPRIÉTÉ SECONDAIRE RÉVULSIVE DIAPHORÉTIQUE DES EAUX DE BRIDES.

Nous ne connaissons pas d'agent pharmacologique qui jouisse d'une réputation plus brillante que l'eau thermale de Brides, envisagée sous le rapport diaphorétique. Sous le triple mode de son administration elle porte à la peau et augmente la diaphorèse de tout le système cutané. Pendant l'usage du bain, tous les liquides affluent du centre à la circonférence ; la circulation sanguine, et surtout la capillaire deviennentt assez actives pour donner naissance à des éruptions qui causent un prurit incommode, et qui simulent plusieurs espèces d'exanthèmes. Cette activité dans les circulations, augmente la vitalité des pores cutanés et des vaisseaux exhalans. Ces éruptions établissent un effet révulsif dans les différens appareils, cérébral, respiratoire, digestif, urinaire, génital, circulatoire, musculaire, etc. Et si les uns ou les autres deviennent le siége d'une irritation ou d'une inflammation sub-aiguë, la révulsion se continuant par l'usage prolongé des bains, etc., ils jouiront bientôt de leur type normal d'irritation,

# CHAPITRE TROISIÈME.

## § Ier

ÉNUMÉRATION DES MALADIES QUI TROUVENT UN SOULAGEMENT ASSURÉ, ET TRÈS-SOUVENT UNE GUÉRISON RADICALE SOUS L'INFLUENCE DES EAUX THERMALES DE BRIDES.

L'action thérapeutique d'un médicament étant subordonnée à la nature de l'affection dont il doit opérer la guérison, nous observerons que les eaux de Brides ne sauraient être salutaires dans tous les temps ni à toutes les époques. Elles ne sont pas une panacée qui doive guérir tous les maux de quelque nature qu'ils soient, quelle que soit la période qu'ils parcourent. Telle maladie qui aurait cédé à l'action médicale des eaux, aussitôt après le développement des premiers symptômes, leur résistera opiniâtrément, lorsque le malade sera épuisé par d'autres remèdes ou lorsque l'affection sera profondément invétérée. Nous ne prescrivons pas sans danger l'usage des eaux de Brides dans les anévrismes; dans les palpitations provenantes de quelque vice organique du cœur; dans les plaies profondes des viscères; dans les hernies volumineuses, réductibles ou non; dans la phthisie tuberculeuse, chez des sujets épuisés. En un mot, dans toute affection caractérisée par

des symptômes aigus. Aussi voyons-nous chaque
année quelques baigneurs qui, en voulant se les
administrer sans prendre aucun conseil, ne peuvent prolonger impunément leur imprudence, et
quelquefois sans en devenir les tristes victimes.

Mais nous conseillons les eaux thermales de
Brides, et toujours avec le plus grand succès, dans
toutes les affections des viscères qui sont passés
sous l'influence habituelle d'une phlegmasie chronique ; dans toutes les affections organiques sou-
mises depuis long-temps à une surexcitation anormale qui vicie les différentes circulations, et surtout la sanguine ; dans les engorgemens chroniques du foie, dans l'ictère (jaunisse) ; dans les
obstructions anciennes des organes abdominaux,
de la râte, du pancréas, etc. Néanmoins, l'usage
de nos eaux deviendrait nuisible, s'il existait dans
l'organe hépatique, ou dans tout autre énoncé,
un foyer inflammatoire, à l'état aigu.

Nos baigneurs retirent un avantage précieux
des eaux de Brides dans les affections qui tiennent
à un état de faiblesse, de langueur ; dans les em-
barras hémorrhoïdaires ; dans une circulation
viciée de la veine-porte ; dans la chlorose ; dans
l'aménorrhée ; dans la leucorrhée ; lorsque ces
affections dépendent d'un relâchement local, ou
d'un défaut de sanguification ; dans l'atrophie des
membres inférieurs, et des adultes, et des enfans (1).

(1) Voyez le journal de Savoie, n° 31, 1819.

Nous préconisons les eaux de Brides dans l'iner-
tie des premières voies : prises à petite dose,
elles sont utiles dans une faiblesse matérielle,
dans l'oligotrophie de la muqueuse de l'estomac
et des intestins. Leur impression immédiate acti-
vera la nutrition des tissus gastriques et intesti-
naux ; et peu à peu, en procurant une autre degré de vitalité, en facilitant l'assimilation dans ces
organes, elle fera disparaître l'altération pathologique. Il arrive quelquefois que le défaut de toni-
cité, les digestions plus ou moins difficiles développent une quantité de gaz qui incommode beaucoup certains malades. Dans ce cas, l'action tonique et stimulante des eaux décident bientôt
leur expulsion et procurent aux patiens un soulagement qu'ils attendent plus d'une fois en vain,
de la vertu des carminatifs et des stomachiques.

Nos eaux sont avantageuses dans les ulcéra-
tions de la muqueuse gastro-intestinale ; mais il
faut qu'elles soient isolées et peu profondes ; elles
ne doivent pas être caractérisées par une phlogose vive. L'action thermale sur les points ulcérés
modifie leur état pathologique, et les amène par
le travail de la surrexcitation à une heureuse
cicatrisation.

Nous conseillons les eaux de Brides dans les
lésions vitales dont le canal alimentaire est susceptible. La diminution de l'inervation sur l'appareil digestif est souvent la cause d'où procèdent
ces lésions. Nous avons vu que la force active des

eaux porte quelquefois au cerveau. Leur propriété stimulante active les fonctions de l'encéphale, du prolongement rachidien et des plexus
nerveux. L'énergie de ces organes va ranimer
par sympathie la vie languissante du tube digestif, rendre à ses fonctions leur état naturel, parce
que le plus, ou le moins de régularité de ces
dernières, dépend en général du plus ou moins
d'influence nerveuse sur le canal intestinal. Nous
conseillons les eaux de Brides contre l'asthme,
contre les catarrhes pulmonaires, mais il faut
que l'inflammation soit passée à l'état sub-aigu.
Il faut que l'expectoration libre et facile se soit
établie; car l'expérience prouve que, si elles sont
surtout favorables dans ces cas pathologiques,
c'est, en en provoquant une sueur abondante,
une diaphorèse salutaire révulsive.

Nous prescrivons les mêmes eaux aux hypo-
condriaques, aux personnes travaillées par une
mélancolie suicide. C'est sous leur influence que
se guérissent toutes ces irrégularités dans les
fonctions viscérales qui sont si souvent le partage
des gens de lettres, des jurisconsultes, des reli-
gieux et de tous les individus qui se livrent à une
profession sédentaire. C'est à Brides qu'il faut
conduire cette mère affaiblie par des couches
réitérées, et par les soucis rongeurs d'un ménage;
celle qui est épuisée par des flux immodérés dûs
à une cause quelconque, même aux peines morales; c'est à Brides que se rendra le guerrier;

pour y voir cicatriser ses blessures aussi invété-
rées que glorieuses.

La surdité qui ne dépend pas d'un vice organique, mais qui reconnaît pour cause une congestion sanguine, ou toute autre cause humorale
ou nerveuse trouve aussi sa guérison dans l'usage
prolongé des eaux de Brides ; guérison dont on
donne une raison satisfaisante, en recourant aux
propriétés médicales énoncées. Nous préconisons
aussi nos eaux contre la stérilité dépendante de
la faiblesse des organes utérins. Chaque année,
de jeunes dames voient réaliser un espoir que leur
usage a souvent justifié.

L'expérience nous a aussi prouvé que les eaux
de Brides sont employées et conseillées avec avantage contre les ophthalmies passives et scrophu-
leuses. Il ne se passe pas de saison qui ne puisse
compter quelques cures de cette nature.

Nous les avons vues aussi très-utiles dans les
fistules du périnée, de l'anus, dans les ulcères
atoniques qui tapissent les différentes cavités :
plusieurs résistant depuis long-temps à la thérapeutique ordinaire, ne se montrèrent pas rebelles
aux vertus médicales des eaux de Brides.

Nous avons reconnu leur utilité dans les maladies du système lymphatique : dans les phlegmasies chroniques des aponévroses, des tendons,
des ligamens ; dans les tumeurs blanches ; dans
les maladies anciennes des articulations ; dans les
affections rhumatismales ; dans les paralysies lo-

cales ; dans l'ankilose, l'entorse ; dans les fractures
vicieusement réduites.

Parlant de la propriété secondaire révulsive
diurétique, nous avons observé que les eaux de
Brides avaient une action marquée sur l'appareil
urinaire. Le sulfate double de chaux et de soude,
un des excitans les plus énergiques, un des mo-
dificateurs assurés de tels organes, dit le docteur
Soquet, recèle peut-être cette action médicale si
salutaire.

Nous en faisons une application heureuse à la
thérapeutique des maladies syphilitiques. Combien, en effet, de maladies vénériennes, anciennes, masquées, dégénérées, ou compliquées
donnent des inquiétudes sur leur cure plus ou
moins complète ! soit, parce que le malade a con-
fié sa guérison à l'empirisme, soit parce que des
symptômes communs à d'autres affections se
manifestant de nouveau, le jettent dans une incertitude pénible et dangereuse. Nous ne don-
nons pas nos eaux thermales comme le spécifique
de ce genre de maladies, mais nous disons que la
vitalité et l'énergie qu'elles communiquent à tout
l'organisme, font, ou disparaître ces symptômes
trompeurs, ou déclarer la maladie avec assez
d'intensité pour que le médecin y remédie le plus
tôt possible, et arrache le patient à un danger
d'autant plus imminent qu'il était moins connu.

Quoique la pathologie cutanée restée si long-
temps ignorée s'offre maintenant aussi perfection-

née que celle des autres tissus organiqucs ; quoique les travaux assidus des Willan, des Biett,
des Alibert, des P. Rayer, l'aient en partie tirée
du cahos dans lequel elle était restée enfouie
pendant tant de siècles, cet état de perfection,
ces travaux nombreux n'ont pas empêché que les
maladies de la peau, toujours assez rebelles,
continuent à réclamer une foule de moyens aussi
variés qu'impuissans. Pour nous à qui l'expérience
a démontré mille fois les effets merveilleux des
eaux de Brides contre cette espèce de maladies
nous osons les conseiller comme le spécifique le
plus assuré des affections cutanées. Aussi nous
les préconisons contre toutes les phlegmasies
chroniques de la peau ; contre la plupart des
exanthèmes ; contre la plupart des dartres, crus-
tacée, furfuracée, pustuleuse, squameuse, furfuracée volante (pyteriasis), etc., etc., contre la
gale invétérée ; contre les syphilides. L'action
résolutive des eaux, leur vertu stimulante com-
munique au tissu cutané la vitualité et le degré
d'énergie nécessaires pour changer le type de
l'irritation morbide en un autre qui devient normal sous l'influence médicale des eaux.

On emploie aussi les eaux de Brides pour com-
battre des névralgies qu'on peut appeler chroniques, dépendant de quelque vice interne qu'il im-
porte d'expulser par les mouvemens artificiels
d'une fièvre salutaire ; fièvre qui devient le résul-

tat presque nécessaire de l'usage prolongé des mêmes eaux (1).

Elles agissent aussi favorablement sur les estomacs fatigués par la dyspeptie (difficulté de la digestion). En stimulant l'organe gastrique, les eaux de Brides impriment sympathiquement dans l'économie vivante des mouvemens qui deviennent heureusement perturbateurs.

Nos eaux recèlent encore une propriété anthelmintique (vertu vermifuge) : cette vertu manifeste ses effets avantageux, non-seulement chez les adultes, mais encore chez les enfans. Elle devient surtout précieuse pour ce dernier âge, à qui il est assez difficile de faire savourer un médicament; les enfans buvant volontiers plusieurs verrées des eaux de Brides qui n'offrent rien de désagréable. Enfin nous conseillerons nos eaux pendant les deux époques critiques du sexe, dans la dysménorrhée et dans les aberrations des règles. Mais leur influence dans ces cas est d'une trop haute importance pour ne pas former un paragraphe séparé.

(1) Les bons effets qu'a retiré le docteur Wolff *du carbonate de fer* dans les névralgies, donnent une raison satisfaisante de ceux que nous avons nous-mêmes obtenus dans les mêmes cas, par le moyen des eaux de Brides qui contiennent ce sel précieux.

## § II.

### DE L'INFLUENCE DES EAUX THERMALES DE BRIDES SUR LES DEUX ÉPOQUES CRITIQUES DU SEXE.

Les sublimes fonctions auxquelles la nature a destiné la femme, devraient soustraire cet être sensible et tendre, cet être créateur de l'espèce humaine, dit un philosophe, à la cohorte des infirmités qui assiègent sa faiblesse devenue plus susceptible d'impression à certaines époques de la vie. Ainsi, chaque période de cette courte vie, dit le docteur Sancerote, est marquée chez la femme par une révolution plus ou moins orageuse dans tout son être. Mais parmi les époques les plus critiques, le médecin en distingue deux principales : celle qui précède et accompagne le développement de la puberté et celle qui précède et accompagne la cessation menstruelle ( ménopause ).

### 1° De la puberté.

A mesure que les organes délicats et faibles de la jeune fille se développent, les forces vitales qui, jusqu'alors s'étaient distribuées sur tous les appareils pour réparer les pertes produites par leur accroissement, changent tout à coup leur direction première. Les efforts de la vie se portent sur le système glanduleux et sur les organes destinés à la génération. Mais ce changement dans la direction de la vitalité ne s'opérant qu'au préjudice des autres organes, une foule de phénomènes, en indiquant l'état de langueur dans les fonctions, ne tarde pas à se manifester. Décolorée et languissante, triste et rêveuse, la jeune fille éprouve des changemens et sous le rapport physique et sous le rapport moral. L'appareil nutritif ne jouit plus de la même harmonie dans ses fonctions. La digestion devient pénible ; le besoin d'alimens se fait moins sentir. De là, vulgairement parlant les maux de tête, d'estomac, ses faiblesses, les pâles couleurs, le pica, etc., son goût dépravé recherche des alimens aussi extraordinaires que nuisibles à son tempérament. Son moral devient méconnaissable ; elle devient sujette à mille irrégularités d'humeur. Des larmes involontaires roulent dans ses yeux éteints. Elle court après la solitude, etc., etc. Enfin rentrant en elle-même, elle désire améliorer sa triste position ; elle cherche le spécifique qu'elle ne trouvera que dans le climat doux et tempéré de Brides, que dans les distractions pacifiques qu'on y rencontre, dans l'exercice modéré auquel on s'y livre, et surtout dans les propriétés médicales des eaux thermales à qui est réservé l'honneur de rendre cette enfant à une nouvelle vie, et à la tendresse de ses parens désolés. Les eaux, par

leur force stimulante, reveilleront la vitalité expi-
rante de son estomac languissant. Les organes
sexuels participeront à l'énergie imprimée à tout
l'organisme, et deviendront, par une pléthore
particulière, sujets à l'évacuation périodique qui
doit leur donner des droits à la fécondité. Ils ne
vivront plus en second ordre, ces organes; mais
désormais ils devront influer sur tout le reste de
l'économie.

### 2° De la méno-pause.

La femme, après avoir franchi les écueils de
l'âge critique de la puberté, après avoir acquis
la prérogative de la fécondité, et le privilége de
devenir mère, après avoir nourri de son propre
lait les précieux fruits de son amour; la femme,
disons-le avec le docteur Sancerote, « en perdant
« les nobles attributions de son sexe semble, par
« la prolongation de son existence, n'acquérir
« qu'un brevet d'infirmités. »

En effet, dès que la pléthore utérine diminue,
dès que l'énergie vitale inhérente aux organes
sexuels s'affaiblit, le flux périodique éprouve des
irrégularités dont le malade ne fera pas de cas,
si elles ne sont suivies d'affections secondaires,
qui trop souvent terminent, ou font languir sa
triste existence. Personne n'ignore le cortége des
maux qui accompagnent quelquefois la suppression menstruelle. De ce nombre sont : la métrite

3

aiguë, chronique, les leucorrhées, le polype, le
squirre, le cancer de la matrice, l'hydropisie des
ovaires, les tumeurs, les engorgemens des ma-
melles, les coliques, les douleurs sourdes, et parfois lancinantes à l'organe de l'utérus, les palpitations, l'oppression, la suffocation, les différentes éruptions cutanées, etc., etc.

Aux maux qui deviennent, pour ainsi dire, le
partage de la plus intéressante moitié de l'espèce
humaine, nous nous empresserons d'opposer les
vertus médicales des eaux de Brides, 1° par leur
propriété stimulante et tonique, elles maintien-
dront, pour quelque temps, les forces vitales qui
menaceront de s'éteindre dans les différens appareils, et surtout dans les organes génitaux; de
sorte que, l'économie gagnant du temps (s'il est
permis de s'exprimer ainsi), s'habituera insensiblement à cette diminution d'énergie, et finira à
la longue par se contenter de la modique dose
qu'une nature économe lui réserve pour alimenter
le dernier bout du flambeau vital. 2° Par le
moyen de la propriété purgative et révulsive,
nos eaux deviennent dépuratives, entraînent
toutes les humeurs superflues, tous les principes
billieux et plus abondans à l'époque de la cessation des menstrues.

La vertu emménagogue de nos eaux (1) n'a pas

_____

(1) Le principe ferrugineux et l'acide carbonique que
contiennent les eaux de Brides n'ont-ils pas une part active
dans les cures nombreuses qu'elles procurent?

une moindre influence dans la dysménorrhée,
dans les aberrations des règles qui peuvent se
manifester entre les deux époques critiques. Dans
ces cas morbides, le sexe obtient des vertus médicales des eaux de Brides, des effets plus salutaires, que ceux que peut lui promettre la pharmacologie entière.

Une foule de guérisons opérées sur les lieux
par les vertus thérapeutiques des eaux de Brides;
les faits recueillis par le docteur Hybord, et
consignés dans l'Essai analytique sur les mêmes
eaux, par le docteur Soquet, justifieront toujours
les éloges que nous venons de leur donner, et
viendront à l'appui de leur efficacité médicale :
efficacité d'ailleurs constatée par nos observations
ultérieures, aussi multipliées qu'irréfragables.

Nul doute que l'établissement des eaux de
Brides, qui s'est soutenu, pour ainsi dire, jusqu'à
présent par lui-même, n'acquière une plus haute
réputation et une plus grande importance, lorsque
le plan de perfectionnement proposé par M. le
chevalier Mélano recevra son exécution. Nous
espérons qu'elle ne sera pas retardée plus long-
temps, car le sage administrateur (1) qui déjà a
tant de droits à la reconnaissance publique, ne
néglige rien pour l'accélérer et pour l'offrir le
plus promptement possible aux besoins pressans
de l'humanité.

(1) M. le commandeur Orsi, vice-intendant de la province de Tarentaise.

# CHAPITRE QUATRIÈME.

§ Iᵉʳ

MODES D'ADMINISTRATION DES EAUX THERMALES DE BRIDES,
FONDÉS SUR L'EXPÉRIENCE.

Il n'y a pas un baigneur sérieusement malade
ou à qui l'eau de Brides procure, dès le début,
de nombreuses selles, qui n'ait à se repentir d'en
avoir fait usage sans discernement, comme sans
consultation. Aussi avons-nous déjà vu trois à
quatre personnes victimes de leur imprudence.

En effet, plus un médicament est actif, plus
nous devons nous tenir en garde contre son action. Plus un agent thérapeutique est énergique,
plus ses résultats seront prompts ; mais ceux-ci
seront d'autant plus funestes, que le mode d'administration du remède sera moins adapté à l'âge
du sujet malade, à son tempérament et à la nature de son affection morbide.

La dose générale de l'eau thermale de Brides,
ou mieux celle qui convient à un plus grand nombre de malades adultes, est de quatre, six à huit
verrées, de sept à huit onces chaque. On les
prend à la source, le matin à jeûn, et à un inter-
valle de huit à dix minutes employées à la promenade : c'est un exercice qui facilite singulière-

ment le passage des eaux, et celui que nous conseillons. Mais si par l'effet des pluies, ou pour tout
autre motif, le malade ne peut se rendre à la
source, rien n'empêche qu'il ne puisse les prendre
à son hôtel et dans sa chambre, avec des précautions qui seront indiquées par son médecin. L'on
augmentera, l'on diminuera la dose, suivant la
susceptibilité gastrique ou nerveuse du malade,
suivant son âge, son tempérament, et suivant la
nature de ses infirmités. A cause de cette susceptibilité de la muqueuse, nous conseillons d'interrompre pour quelques jours, l'usage de la boisson,
ou nous prions le malade de la couper avec une
infusion de fleurs de mauves, de tilleul ou d'oran-
ger, etc.

Le bain ne se prolonge ordinairement pas au-
delà d'une heure; et assez souvent, pour des rai-
sons à nous connues, nous le prescrivons de trente
à quarante minutes seulement, et quelquefois
nous le défendons tout-à-fait. Les heures les plus
propices pour se baigner, sont depuis six heures
du matin jusqu'à midi. La plupart des baigneurs
qui entreprennent la cure d'une affection grave
ou ancienne, se mettent au lit après le bain, pendant demi-heure à trois-quarts d'heure. Une tasse
de bouillon ou une infusion sudorifique facilitera
la transpiration, qu'il sera avantageux de mainte-
nir, à moins qu'il y ait contre-indication. Nous
conseillons aux personnes sujettes aux suppres-
sions de transpiration, de se faire transporter

dans leur lit par les porteurs de l'établissement.

Quant à la douche simple ou à friction, quant au bain de vapeur, ces moyens sont trop énergiques, et ne doivent pas s'administrer, sans que le malade ait préalablement consulté. Leur durée, le degré de calorique, le mode de friction sont variables et subordonnés à la constitution, à l'âge et à la nature de la maladie du baigneur. Le laps de temps fixé par l'homme de l'art écoulé, le malade abandonne le bain de vapeur, ou sort de sa douche. Il est essuyé, enveloppé avec des linges chauds et placé dans une chaise-à-porteur bien fermée. Il est ainsi transporté jusque dans son lit; et comme après le bain, on favorisera la diaphorèse avec un bouillon, ou avec des boissons chaudes. Le paroxysme fébrile cessera peu à peu, et un doux sommeil, en réparant les forces, ramènera le calme dans tous les organes.

La douche ascendante, en nous offrant tous les avantages du lavement purgatif, tous ceux d'une injection interne stimulante qu'on peut prolonger à volonté, nous est aussi d'un secours bien précieux, dans le cas que la boisson du matin n'ait été suivie d'aucun résultat purgatif; cas rare, il est vrai, mais qui s'observe quelquefois. Nous conseillons d'employer ce moyen thérapeutique sur les cinq heures du soir, après la digestion du dîner; et lorsque dans la matinée le baigneur n'a pu obtenir d'évacuation alvine. Ceux qui le mettent en usage avant midi ne donnent

pas à l'eau thermale le temps d'exercer ses propriétés médicales sur les différens tissus, et tiennent plutôt à s'en débarrasser qu'à se guérir. Il
est inutile de citer les avantages nombreux que
l'art peut retirer de ce mode d'administration,
considéré sous le rapport des vertus essentielles
des eaux. Les baigneurs de l'un et de l'autre sexe
en font leurs délices, le recherchent avec ardeur,
tant sont précieux les avantages qu'ils en retirent ! Nous observerons en passant, qu'avec la
douche ascendante, nous avons vu s'évanouir,
comme par enchantement, en huit à dix minutes,
des constipations opiniâtres qui durant, depuis
huit, dix, à quinze jours, avaient conduit les patiens au bord du tombeau.

Nous ne croyons pas nécessaire de prévenir
nos malades que, suivant les circonstances et le
mode varié d'administration de la douche ascendante, les ajutages qui se entent sur le long tuyau
qui conduit les eaux, sont de différente forme,
sous différens angles. Tantôt ils sont droits, tantôt recourbés, tantôt offrant le bout d'une serin-
gue à injection ; et sous cette dernière forme,
nous nous en servons pour déterger les clapiers
des ulcères ; les abcès du périnée, et de toute
autre partie, pour les injections utérines et va-
ginales.

Ce que nous disons des ajutages de la douche
ascendante, peut convenir, à quelque chose près,
aux ajutages de la douche à friction qui offre un

volume d'eau plus considérable, par conséquent
sujet à une plus forte pression; et les différens
tuyaux, qu'on adapte à volonté au mécanisme,
varieront aussi, en bec de flûte, pomme d'arrosoir, etc.

## § II.

### CONSIDÉRATIONS THÉRAPEUTIQUES PENDANT ET APRÈS L'USAGE DES EAUX THERMALES DE BRIDES.

I. La plupart des baigneurs ne connaissant
pas la force active des eaux de Brides, et impa-
tiens d'ailleurs de se délivrer de leurs maux chroniques, croyent, mal à propos, accélérer leur
guérison, en usant à-la-fois de leur triple mode
d'administration. Quelques-uns aussi attachent
une cure plus prompte et plus assurée à la boisson dite à grande dose. Mais l'expérience prouve
que les uns et les autres se trompent, et obtiennent un résultat, le plus souvent, tout à fait contraire à celui qu'ils désirent; et si quelques sujets
doués d'une forte constitution ont pu se montrer
imprudens, sans suite fâcheuse, leur exemple
compte des victimes, et ne deviendra jamais une
règle générale.

II. Les femmes cesseront l'usage des eaux de
Brides, si, pendant leur séjour aux eaux, le flux
menstruel vient à se manifester.

III. Chaque baigneur doit être préparé gra-

duellement aux stimulations. Le soumettre brus-
quement à un mode actif d'administration, tel
qu'à une douche à friction prolongée, au bain de
vapeur, etc., n'annonce pas beaucoup d'expérience, ni de prudence. Cette méthode offrirait
surtout du danger pour les individus qui ont
quelque prédisposition à l'apoplexie et aux con-
gestions cérébrales; de sorte que le mode d'administration, sa nature et sa durée, subordonné
à l'âge, au tempérament et à la maladie doivent
aussi être en rapport avec l'état des organes affai-
blis, et plus ou moins disposés aux réactions
vitales.

IV. Il est contre les règles de la thérapeutique
de boire dans le bain : car la boisson, par son
action stimulante, contrarierait la marche salutaire des forces vitales qui s'établissent du centre
à la périphérie, et ferait appel de la vitalité dans
les organes digestifs. Par la raison contraire, le
baigneur ne doit pas se baigner au sortir du re-
pas, cette méthode intervertirait (1) l'ordre de
la nature, en détournant les forces vitales de
l'estomac, où elles doivent se concentrer pour
l'acte de la digestion.

V. Une observation constante que nous avons
faite, et avec nous, plusieurs baigneurs, c'est
que, dès qu'une maladie ne s'aggrave pas, les

(1) Manuel de l'étranger aux eaux d'Aix, par le docteur
C. Despines, page 150.

premiers quinze jours du séjour du malade aux
eaux, dès que ses symptômes n'offrent pas une
plus grande intensité, sa guérison, ou son amendement s'obtiennent ordinairement dans une seconde cure, pendant la même saison, ou l'année
suivante, sous l'action prolongée des eaux.

VI. Si le baigneur, par l'usage immodéré des
eaux, ou par toute autre cure, éprouve des mouvemens fébriles, des tiraillemens d'entrailles, des
coliques, des vomissemens, une diarrhée fati-
gante, etc. Il prendra quelques jours de repos.
Pendant ce laps de temps, un régime adapté,
quelques moyens pharmacologiques employés le
mettent bientôt dans le cas de reprendre leur
usage impunément, mais avec plus de modé-
ration.

VII. Si la nature de quelque maladie exige
qu'on associe à l'usage des eaux d'autres remèdes,
comme les préparations iodiques, mercurielles;
dans les engorgemens glanduleux, dans les affections vénériennes, les antispasmodiques, dans les
névroses, les eaux en adoucissant et en facilitant
l'action de ces secours auxiliaires, les rendent
moins pernicieux à l'économie animale.

VIII. Le travail artificiel organique qui s'établit sous l'administration des *eaux;* les différentes éruptions cutanées qu'elles procurent; les
mouvemens fébriles qu'elles occasionnent exigent
les plus sévères précautions de la part du baigneur qui, pour éviter une répercution dange-

reuse, se tiendra chaudement, portera flanelle, évitera tout courant d'air, les fraîcheurs nocturnes et matinales, les boissons à la glace, les sorbets ; en un mot, tout ce qui pourrait supprimer son exanthème.

IX. La durée de la cure des eaux de Brides est de vingt-cinq à trente jours pour une affection ordinaire. Mais si la maladie est ancienne ou de la nature de celles qui sont marquées au sceau de la chronicité, le malade devra se soumettre à une seconde cure, en se reposant quelques jours après la première. Du reste, beaucoup de baigneurs retirent de bons effets d'un séjour à Brides, prolongé seulement de quinze à vingt jours.

X. Chaque baigneur, à son arrivée à Brides, communiquera aux médecins de l'établissement les sages conseils de son médecin ordinaire, et des documens détaillés sur sa situation passée, sur l'invasion de sa maladie, sur son cours, sur les différens traitemens auxquels il s'est déjà soumis. Il se persuadera que la méthode médicale à suivre pendant son séjour aux eaux, devra être en rapport avec la connaissance profonde de son tempérament, de sa constitution, de son impressionabilité individuelle, de ses sympathies, et même de son moral.

XI. Après chaque cure d'une maladie se manifeste sa convalescence. Aussi les mouvemens fébrilles produits par les eaux, les différens accès

de réaction vitale qui continuent après la cure
qu'elles ont opérée, constituent cette convalescence. Les déjections alvines nombreuses et pro-
longées pendant deux à trois semaines, la diaphorèse considérablement augmentée, pendant
la cure, ont rendu le baigneur plus susceptible
d'impression; ses organes devenus plus faibles,
sont plus sensibles aux causes de refroidissement
et aux excès de tout genre. Le baigneur favorisera le travail insensible qui continue à s'opérer
dans son organisme après la cessation des eaux.
Il tâchera de le faciliter et de le rendre aussi
complet que possible par tous les moyens que sa
prudence et sa sagesse lui suggéreront.

S'il est difficile de déterminer dans cet opuscule tous les cas, toutes les maladies qui peuvent
réclamer l'emploi des eaux de Brides, il ne l'est
pas moins de donner tous les conseils qui peuvent
en rendre l'administration avantageuse et salutaire. Aussi chaque baigneur, pour remplir la
lacune que nous laissons, pourra consulter non-
seulement les médecins attachés à l'établissement,
mais encore tous les hommes de l'art qu'il préfé-
rera d'honorer de sa confiance.

## § III.

### OBSERVATIONS HYGIÉNIQUES A SUIVRE PENDANT L'USAGE DES EAUX DE BRIDES.

L'hygiène est moins une science qu'une vertu, a dit un philosophe (1); aussi chaque baigneur prudent et sage connaît déjà le régime dictétique le mieux adapté à son tempérament; régime que l'expérience, la nature de ses infirmités lui ont tracé depuis long-temps, ainsi que les sages avis de son médecin ordinaire. Nous n'offrirons donc pas un traité d'hygiène complet; nous nous bornerons seulement, pour ne pas dépasser les limites que nous nous sommes prescrites, à quelques observations éparses utiles aux malades moins sages et moins instruits. Nous leur indiquerons les agens extérieurs qui peuvent leur être nuisibles, l'excès des choses dont l'action est diamétralement opposée à celle de nos eaux, et nous leur conseillerons celles qui peuvent favoriser leur action thermale.

L'agent extérieur qui a le plus d'influence sur l'économie vivante est bien certainement l'air atmosphérique. Mais le climat de Brides est un des plus doux et des plus tempérés, et convient par conséquent à des malades. D'après les obser-

(1) L'auteur de l'Emile.

vations météorologiques, l'atmosphère lui offre
un beau ciel, peu sujet aux variations de température, où l'on ne connaît pas les vents froids et
humides du nord-ouest.

La température moyenne, pendant les quatre
mois d'été, est de 15 à 18° R., année commune.
Il n'est pas rare d'y éprouver de plus fortes chaleurs; car cette année (1834), du 15 au 20 septembre, le thermomètre s'est maintenu à 22°,
23° 1/4 pendant plusieurs jours. Les baigneurs
ne doivent donc pas craindre la température de
Brides : mais, comme ils sont plus susceptibles
d'impression sous l'action stimulante des eaux, ils
éviteront avec soin la petite brise du soir, qui en
venant tempérer les ardeurs du jour, pourrait
supprimer la transpiration cutanée augmentée
pendant la cure des eaux.

La hauteur moyenne du baromètre est de 26
pouces et quelques lignes. Il est rare que la colonne
mercurielle, dans les coups de vent, ou dans les
variations subites dans la densité du fluide atmosphérique s'abaisse plus de trois lignes et quelques
centimètres dans les vingt-quatre heures. Aussi,
comme le remarque fort bien le docteur Soquet,
toutes les fonctions d'absorbtion, de sécrétion et
d'excrétion, dans les cas chroniques surtout, doivent éprouver une plus grande énergie de cette
diminution permanente de la pression atmosphérique.

Parmi les choses dont l'action est diamétralement opposée à l'action des eaux, nous comptons les alimens qui stimulent trop fortement le canal intestinal : telles que les viandes salées, de porc, les fritures, les mets beaucoup épicés, la salade, le sambayon, les sauces excitantes, les légumes stimulans et astringens, les boissons généreuses, à la glace, le fromage, surtout le soir, etc. Les bouillons faits avec le bœuf, le veau, la volaille, les soupes au beurre frais. Le maïs, le sémola, le riz, le gruau, les pâtes, la fécule de pomme-de-terre, les gelées animales, le veau, la volaille, le poisson, les œufs, les crèmes peu aromatisées, les vins moins capiteux, le lait pour quelques malades, sont tout autant de substances qui favorisent l'action médicale des eaux.

Avec cela, nous recommandons l'exercice à tous nos baigneurs. Il favorise, dans les cas chroniques, les sécrétions et les excrétions. Nous conseillons un exercice modéré à pied, à cheval, et surtout la promenade aux ânes : elle imprime de légers mouvemens à tous les organes qui, sous l'influence des eaux s'acquitteront plus facilement de leur fonction respective.

Le sommeil sera proportionné aux besoins des malades : l'habitude, l'âge et le sexe en détermineront la durée.

L'influence des affections de l'ame, des passions est plus funeste encore sur les malades que celle qu'exercent les agens extérieurs. Chaque baigneur, à son arrivée à Brides, doit chasser

tous les préjugés, oublier ses affaires intellec-
tuelles, commerciales, éloigner les soucis, les
chagrins du ménage que peut alimenter une in-
trigue quelconque, ambitieuse, amoureuse, etc.
calme et tranquille, il ne doit s'occuper que de sa
« guérison. Laissez, a dit un auteur français (1),
« laissez, en franchissant le seuil du temple d'Es-
« culape, laissez à la porte toutes les passions qui
« ont agité votre ame, toutes les affaires qui ont si
« long-temps tourmenté votre esprit. » Alors le
baigneur, suivant un conseil aussi sage que prudent, retirera toutes sortes d'avantages des eaux
thermales de Brides; il s'y procurera des distractions salutaires; il augmentera l'attrait de ses re-
lations sociales ; enfin il échangera des consola-
tions réciproques qui influeront singulièrement
sur sa guérison future.

## § IV.

### POSITION TOPOGRAPHIQUE DES EAUX THERMALES DE BRIDES.

Brides est à une lieue environ de Moutiers,
capitale de la Tarentaise, sur la route tendant à
Bozel, et en Morienne par la Vanoise. On y arrive
maintenant par une belle route réparée depuis
peu d'années aux frais de la province, et offrant,
dans presque toute son étendue, des parapets,

(1) Le célèbre Alibert.

pour la commodité et la sûreté du voyageur.

La position de Brides est des plus avantageuses ; au centre, pour ainsi dire, des grandes avenues et de toutes les directions. En quittant les eaux, le voyageur peut, dans un jour, rejoindre la grande route du Mont-Cenis par Bozel, Pralognan, Lavanoise et Thermignon. Veut-il parcourir les monts et visiter d'autres thermes ? il prend la route d'Italie par Moûtiers et le petit Saint-Bernard, et rencontre bientôt les eaux de Pré-Saint-Didier, aux pieds de ce passage des Alpes. Veut-il se rendre aux eaux de Saint-Gervais, et de là, au *Mont-Blanc ?* Il prend, au Bourg-Saint-Maurice, la route du Chapieux, du Bon-Homme, et a bientôt en face la majesté du géant des Alpes. Veut-il enfin visiter les eaux de Cormayeur ? il suit le col de la Seigne, et de cette cîme élevée, il découvre le versant de la belle Italie.

Le naturaliste, le géologue, le savant de tous les genres rencontre partout des objets dignes de sa méditation et de sa curiosité ; et dans une petite étendue de six lieues, des richesses les plus variées, et des établissemens du plus haut rang. D'abord, on ne peut s'empêcher de visiter à Moûtiers les royales salines, dont l'exploitation régulière remonte à 1749, mais dont les sels servaient déjà aux besoins des anciens *Centrons* (1). C'est

_____

(1) Car, au rapport de Grillet, ce ne fut qu'en les privant de cette matière première que les maîtres du monde par-

en consultant l'ouvrage de Roche père (1) que l'on obtiendra une entière connaissance sur la manipulalion des eaux salées, de leurs produits, etc.

Un autre établissement royal, non moins intéressant, ce sont les mines royales de Pesey et de Macot. Les premières furent découvertes en 1714, et exploitées régulièrement, dès 1742 : d'abord par une campagnie anglaise, ensuite par une société locale, et successivement par l'administration française, sous la direction de l'inspecteur Schreiber, qui établit une fonderie centrale à Conflans, pour le raffinement du minerai ; les secondes, découvertes seulement depuis quelques années, se trouvent aujourd'hui en pleine exploitation ; toutes deux, par leur état florissant, présentent de beaux avantages, sous la direction de MM. l'inspecteur Despines et de l'ingénieur Replat, sous-directeur.

Le voyageur ne peut avoir une idée exacte de ces établissemens, sans les voir et les visiter ; il ne pourra que se louer de l'accueil flatteur des administrateurs, et de leurs employés subalternes.

vinrent à soumettre ces peuples belliqueux à leur domination.

(1) Ouvrage intitulé : *Notices historiques sur les anciens Centrons, etc., etc.*

Passant à des objets d'une autre importance,
on trouve, sur la route de Moutiers au Saint-
Bernard, le fameux passage du Cieix, ce thermo-
pile des Alpes, où le voyageur traversant le roc
à nu, à peu près au milieu de son élévation, voit
à peine, à ses pieds tremblans, bouillonner dans
l'abîme l'Isère qui s'en échappe ; et sur sa tête
s'élever d'énormes rochers qui le menacent, et
semblent à chaque instant le précipiter dans les
gouffres.

Plus loin, et à demi-lieue de là, on aperçoit les
ruines du village de *Centron*, village qui, malgré
les vicissitudes du temps et des révolutions, a
traversé les siècles en conservant son nom, et l'a
donné aux habitans de cette partie des Alpes,
autrefois célèbres par leurs vertus guerrières, et
si fiers de leur indépendance. Non moins célèbres
aujourd'hui par les *grands hommes* qu'ils four-
nissent à la haute magistrature, aux emplois du
premier ordre, et aux grandes dignités ecclésias-
tiques.

On trouve ensuite à Villète une brèche quarzi-
fère précieuse (marbre), aux pieds d'un ancien
hermitage, sur la rive droite de l'Isère : c'est un
très-beau cipolin dans lequel on trouve acciden-
tellement des nautélites. Les minéralogistes qui
ont écrit sur la matière, l'appellent *Brèche-Ta-*

*rentaise*, et le regardent comme un des plus beaux marbres de l'Europe (1).

La Roche saline d'Arbonne, près du bourg Saint-Maurice, serait une ressource précieuse, sans les salines de Moutiers, et pourrait les remplacer, si, par quelque désastre, la source de Salins venait à se perdre. L'Asbeste flexible de Sainte-Foi, à deux lieues environ du bourg Saint-Maurice, le titane aciculaire avec spat-calcaire, près de Salins, etc. Les mines de houille, de soufre, de cuivre, etc., tout autant de richesses qui restent enfouies par défaut d'industrie, deviendront aussi tout autant de sujets dignes de la méditation et des recherches du naturaliste qui d'ailleurs pourra satisfaire son goût pour la minéralogie en visitant le cabinet des mines, à Moutiers, curieux par les échantillons précieux qu'il possède.

Le cabinet de physique du Collége-Royal de la même ville, mérite aussi, par ses instrumens modernes, la visite du baigneur physicien. Ce cabinet a été récemment créé par un jeune et habile physicien, attaché aujourd'hui à l'éducation de leurs Altesses Royales, et par la générosité du Souverain.

(1) Voyez à cet égard le Nouveau Dictionnaire d'histoire naturelle, art. s. *Brèche et marbres.*

(2) Amiante.

L'historien trouvera à son passage à Aimes des ruines non équivoques de la puissance romaine ; et par le Saint-Bernard, l'ancien hospice existant, depuis le neuvième siècle, détruit par les guerres de la révolution, et rebâti, l'année passée, sur un plus vaste plan aux frais de la sacrée Religion des saints Maurice et Lazare.

Nous prions le baigneur de nous passer cette longue digression, et nous revenons à *Brides*.

### Du séjour de Brides.

Brides n'était, à l'époque de la découverte de ses eaux thermales qu'un amas de maisons mal bâties (1) où le baigneur un peu aisé n'osait se loger. Mais bientôt les propriétaires du pays, et même de l'étranger, firent élever des édifices qui réunirent à la propreté, toutes les autres commodités de la vie. Alors les malades, attirés par une réputation justement acquise, accoururent en foule. Epris des charmes de la localité, enchantés des cures dues à une source aussi active que bienfaisante, ils entraînent chaque année par leurs récits un grand nombre de baigneurs qui aiment le calme et la tranquillité, et cherchent le bonheur dans le tableau pittoresque que leur offre le joli bassin de Brides. Ce concours inté-

(1) Nous n'en excepterons que celles d'une des plus marquantes familles du pays qui n'a rien négligé pour la prospérité des eaux.

ressant excite chaque année une nouvelle industrie, qui aura ses accroissemens successifs lorsque
l'établissement aura reçu son entière exécution.
Dès les premiers jours de juin (époque à laquelle
a lieu chaque année l'ouverture de l'établissement), nos traiteurs se rendent à Brides. Aux
soins complaisans, ils allient le goût le plus ex-
quis, et le talent de la préparation des grandes
villes. La facilité des approvisionnemens de viande,
de fruit de toute espèce, de poisson, du gibier
le plus rare, tout facilite le luxe de leurs tables.
Aussi les baigneurs avouent ingénûment que,
quoiqu'à un prix plus modéré, elles rivalisent
facilement avec celles des établissemens les plus
célèbres de l'Europe.

# CHAPITRE CINQUIÈME.

HISTOIRES DES PRINCIPALES CURES FAITES PAR LES EAUX THERMALES DE BRIDES PENDANT LES SAISONS DES ANNÉES 1831, 32, 33 ET 34.

Nous possédons une infinité de cas pathologiques dont la nature, l'ancienneté, le traitement et la guérison se trouvent consignés dans un recueil que nous augmentons chaque année, depuis que la confiance requiert nos soins aux eaux de Brides. Nous nous contenterons de publier les plus importans; et si les autres ne doivent pas voir le jour, c'est qu'ils offrent moins d'intérêt, ou quelque analogie avec ceux que nous livrons à l'impression.

### Première observation.

1° Une demoiselle française âgée de 56 ans environ, douée d'un tempérament nerveux et sanguin, fut affectée, depuis le mois de mars 1830, d'une vive douleur au creu de l'estomac; douleur accompagnée de vomissemens, dès que la malade prenait quelque aliment, de céphalagie (mal de tête) et d'une constipation : elle se réfugie à l'Hôtel-Dieu de Paris, où on lui prodigue tous les

soins de l'art. La malade un peu rétablie, quitte
cet hôpital sur la fin du mois de mai de la même
année. Quelque temps après, d'après son assertion, elle rentre à l'Hôtel-Dieu, et avec les
mêmes symptômes ; elle en sort une seconde fois,
après plusieurs mois de soins les plus assidus. La
convalescence ne dure pas ; la malade hante le
même refuge de charité, plusieurs fois par année,
et sur la fin de 1833, découragée et travaillée
par un désespoir suicide, elle se réfugie à l'hospice de la charité, où, comme à l'Hôtel-Dieu, on
lui prodigue des soins qui sont suivis des mêmes
résultats. Enfin dans le courant de mars 1834, on
la reçoit à Saint-Antoine. Mais les médecins de
cet établissement ne sont pas plus fortunés, et
n'obtiennent que des mieux momentanés ; et, pour
tenter une dernière ressource, ou, pour s'en délivrer, ils lui conseillent les eaux thermales de
Brides en Savoie.

La malade vend une partie de ses effets pour
subvenir aux frais d'un si long voyage, et arrive
à Brides le 10 juin 1834. Le lendemain elle nous
accuse, après nous avoir donné tous ces détails,
les mêmes symptômes énoncés. Nous lui conseillons la boisson des eaux, à la dose de six verrées,
qui fatiguent beaucoup la malade, et provoquent
un léger vomissement pendant les trois premiers
jours, sans obtenir aucun résultat par les selles.
Le quatrième jour le vomissement cesse, et les
jours suivans notre eau procure plusieurs éva-

cuations alvines. La même dose se continue jusqu'au 20 ; les déjections, loin de fatiguer la malade, paraissent donner du ton et de l'énergie à tous les organes. Alors nous lui conseillons un bain que la malade prolonge chaque jour pendant une heure. Mais dès le troisième bain, elle se plaint d'un prurit incommode qui, dit-elle, ne lui laisse de repos, ni le jour, ni la nuit. Nous l'encourageons, en lui faisant espérer sa guérison. A cette démangeaison vient se joindre une éruption de boutons, occupant l'abdomen et les membres inférieurs, jusqu'à la plante des pieds. Mais en dédommagement, la malade éprouve une diminution sensible dans l'intensité des symptômes qui caractérisent sa maladie. La douleur épigastrique, les vomissemens cessent, les maux de tête disparaissent. La digestion plus facile répare les forces : son teint jaune se colore. Déjà elle se livre à un exercice modéré : le 27 juillet elle fait impunément une promenade à pied de deux heures environ ; promenade qu'elle n'aurait pu faire, sans grande difficulté, à son arrivée à Brides. Les premiers jours du mois d'août, l'éruption commence à disparaître ; l'amélioration se continue ; et le 10 du courant, la malade, après nous avoir confessé, en présence de tous les baigneurs, qu'elle ne ressent plus aucun mal. Après nous avoir avoué qu'elle ne s'est jamais si bien trouvée, depuis l'invasion de sa maladie, elle quitte Brides le 12 du mois d'août, en bénissant nos eaux et toutes les personnes qui avaient des droits à sa reconnaissance. Nous savons, quoique d'une manière indirecte, que son bien-être a continué.

2° M. de...., individu âgé de 38 à 40 ans, d'un fort tempérament, se rend à Brides sur la fin de juillet 1834, pour des aigreurs, dit-il, d'estomac, pour une dyspepsie (difficulté des digestions) durant depuis plusieurs mois, accompagnée d'irritation à la gorge et d'un prurit incommode, mais inconstant à l'anus, teint jaune-plombé. Comptant sur sa constitution, le malade prend les eaux à grande dose. Dès la douzième verrée, le malade obtint des selles, et une plus forte dose, de vingt à trente verres, passe comme un lavement, instantanément après son ingestion. Du quatrième au cinquième jour environ, ses selles lui offrent, à sa grande surprise, trois vers (ascaride-lombricoïde), d'une grosseur et d'une longueur plus qu'ordinaires. Depuis lors, l'appétit est reparu; le teint du malade se colore; tous les symptômes disparaissent, et l'on quitte Brides, parfaitement rétabli, vers le 15 du mois d'août.

*N. B.* Cette observation nous prouve 1° que nos eaux peuvent quelquefois se prendre impunément à grande dose. Mais en jetant un coup d'œil sur les circonstances, nous observons que le malade était robuste, que les eaux, depuis la douzième verrée, passaient de suite, après leur ingestion. 2° Elle nous prouve la vertu anthel-

minthique (contre les vers) des eaux ; vertu cons-.
tatée chaque année par une multitude de cas
semblables.

3° M. de ...., personnage d'un tempérament
éminemment nerveux, âgé de 43 ans, affecté depuis douze ans d'une douleur tantôt plus, tantôt
moins sourde au périnée, avec difficulté d'uriner,
dont cependant le besoin se renouvelait à chaque
instant. Le malade fatigué de subir toutes les
années un traitement imparfait, abondonne tous
les remèdes, pour se rendre, dans le mois de
juillet 1833, aux eaux thermales de Brides. A son
arrivée, nous lui conseillons, pour le préparer,
quinze sangsues au périnée ; et dès le lendemain
de cette application, le malade se livre à la boisson de six à huit verrées, chaque matin. Il obtient deux à trois évacuations alvines. L'appareil
urinaire ne reste pas étranger à l'action des eaux.
Le douzième au treizième jour, le malade qui
avait uriné plus souvent les jours précédens, et
en plus grande quantité, mais toujours avec difficulté commence à éprouver une amélioration,
sous le rapport de la douleur. Le besoin moins
pressant devient moins fréquent. Les urines qui
étaient d'un rouge foncé, à sédiment ocracé, deviennent plus pâles, et déposent une substance
grisâtre : mais sous l'action prolongée des eaux,
elles passent bientôt à leur état naturel. Les souf-
frances disparaissent tout à fait ; le malade re-
tient son urine sans douleur. Le malade se trou-

vant aussi bien qu'avant l'invasion de sa maladie, quitte nos eaux sur la fin du mois d'août, pénétré de reconnaissance pour les conseils et les soins que nous lui avions donnés.

4° L'individu qui fait le sujet de cette observation importante est âgé de 50 ans environ, billieux et lymphatique, affecté depuis plusieurs années d'une dartre squameuse humide, occupant presque tout le côté gauche de la poitrine (partie antérieure), longeant l'acromion, le muscle deltoïde et une partie de l'épaule du même côté. Cette affection herpétique, parsemée sur ses bords livides et blaffards de plusieurs ulcères ichoreux qui laissaient fluer de leurs clapiers purulens une matière grisâtre et aqueuse, résistait depuis plusieurs années à tous les remèdes. Le malade, d'après les conseils d'un célèbre praticien de Genève se rend à Brides les derniers jours de juin 1834. Les premiers jours, la boisson produit des évacuations satisfaisantes ; et dès le huitième jour de son séjour aux eaux, le malade éprouve une amélioration : son teint plombé se colore, les ulcères rougissent, le pus plus épais devient blanchâtre, et les plus petits ulcères commencent à se fermer. Les bains aident l'action de la boisson. Tous les jours l'état du malade s'améliore, les forces vitales récupèrent leur première activité. Chaque matin le malade annonce une nouvelle cicatrice, de manière que, sur les derniers jours de juillet, c'est-à-dire un mois environ, après son arrivée il ne lui restait, d'après son aveu, qu'un ulcère situé à la partie interne du bras, ulcère que nous lui conseillâmes de respecter comme un cautère. Nous n'avons pas eu des nouvelles de ce malade, depuis son départ de Brides, mais l'amélioration inattendue et obtenue pendant son trop court séjour aux eaux, a beaucoup parlé en faveur de leurs vertus médicales.

5° Mademoiselle..., âgée de 25 ans, douée d'un tempérament nerveux et sanguin, passions vives. Contrariée dans ses affections morales, elle tombe dans un état de langueur qui fait craindre pour ses jours, la dyspnée (respiration difficile) les maux de tête, les suffocations, les vomissemens et la suppression du flux nécessaire à son sexe viennent achever le tableau. Traitée par une méthode débilitante pendant dix-huit mois, la malade n'obtient qu'une amélioration passagère. Dans sa triste position, elle se décide à faire un voyage de trente-deux lieues, pour se rendre à Brides et confier sa cure radicale à ses eaux, dont elle avait entendu parler avantageusement. Elle nous donne, le lendemain de son arrivée, le détail de ses maux. Nous la trouvons très-pâle et excessivement fatiguée. Aussi nous convîmmes de prendre les eaux à petite dose. Leur vertu purgative fut presque nulle, les premiers huit jours; mais les urines et la transpiration cutanée avaient beaucoup augmentées. Le dixième jour le flux menstruel qui n'avait pas reparu, depuis plus d'une année, se manifeste et comble de joie l'intéressante malade. D'après nos conseils, l'usage des eaux fut suspendu pendant cinq jours. Ce période écoulé, nous lui faisons prendre quelques bains prolongés pendant trois-quarts d'heure. Mais déjà les vomissemens avaient cessé, ainsi que les maux de tête. La respiration était devenue très-facile. En un mot, tous les symptômes énoncés diminuaient tous les jours, d'intensité; enfin trois semaines après son arrivée, la malade éprouve un bien-être indicible. Ses pâles couleurs avaient disparu; ses forces vitales avaient repris une nouvelle énergie; et le 22 août 1834, elle rentre dans le sein de sa famille, qui plus tard, en nous manifestant sa gratitude, a bien voulu nous assurer de la continuation de sa santé.

6° Une demoiselle âgée d'environ 21 ans, à constitution délicate, à tempérament nerveux; ayant, dit-elle, trop grandi à-la-fois, les principes nutritifs ne purent pas suppléer dans une égale proportion aux pertes que son économie eut à réparer à l'âge de puberté. Depuis cette époque la jeune personne se trouva sujette à des douleurs sourdes qui se fixaient tantôt d'un côté, tantôt de l'autre : depuis lors il se manifesta un trouble, un dérangement dans l'appareil digestif, et par sympathie sur l'encéphale (cerveau) sur ses dépendances et sur les organes devenus à cette

époque plus essentiels à la vie. Aussi le flux menstruel eut à subir des phases plus ou moins irré-
gulières. Ces aberrations furent accompagnées de
violens maux de tête, d'une susceptibilité si
grande de la muqueuse gastro-intestinale, que
l'intéressante malade ne pouvait supporter les
alimens les plus légers. Cependant, traitée par
d'habiles maîtres, son affection avait diminué
d'intensité, il y avait quelques années. Mais il lui
était resté une constipation aussi incommode
qu'opiniâtre, un mal de tête, plus ou moins vio-
lent, un dégoût pout toute espèce d'aliment, et
une grande prostration des forces. Enfin, son
médecin lui conseille les eaux de Brides. La malade se rend à ses conseils, bien plus par obéis-
sance, que par confiance à notre source; elle
arrive les derniers jours de juillet 1834. Fatiguée
par un long voyage et par ses maux qui avaient
pris une nouvelle intensité, la malade ne peut se
rendre à pied, ni à la source, ni à son hôtel. Ce
trajet se fait à cheval, pendant les dix premiers
jours de son séjour aux eaux, sans qu'elles augmentent, ni diminuent la gravité de la maladie.
Mademoiselle buvait cinq à six verrées, et se bai-
gnait tous les matins. Mais déjà, après le douze
au treizième jour, elle se rend aux eaux à pied,
et revient à son hôtel de la même manière. Encou-
ragée, elle fait chaque jour une plus forte promenade. L'appétit revient; plus de vomissement,
plus de maux de tête; plus de constipation; et

d'après l'assertion de la malade, elle ne doit pas avoir éprouvé un pareil bien-être, depuis qu'elle souffre. Les forces qui augmentent tous les jours, lui permettent de faire un voyage de quatre lieues par des chemins pénibles et escarpés, sans essuyer d'autre incommodité qu'un peu de fatigue. Les premiers jours de septembre 1834, parfaitement rétablie, mademoiselle quitte nos eaux, aux vertus desquelles elle n'avait pas plus de confiance qu'il en fallait. Nous n'avons pas eu de ses nouvelles depuis son départ.

7° M. de ... à tempérament scrophuleux, âgé d'environ 27 ans, appartenant à des parens peu aisés, fut atteint en 1824 d'une affection pustuleuse caractérisée par de petites tumeurs isolées, à base circonscrite, dures, d'un rouge foncé et remplies par un fluide purulent qui soulevait l'épiderme. Cette éruption, nous a dit le docteur qui l'avait vu, occupait la partie supérieure du thorax et des épaules, mais sans symptôme général, ni presque chaleur locale. Ce malade peu fortuné se rend à Brides, pour y boire les eaux. Il arrive le 24 juin 1831, prend un bain, et huit à dix verrées chaque matin. Nous conseillons de laver ces pustules tous les soirs avec une décoction de la seconde écorce de l'épine-vinette coupée avec d'eau thermale. Le malade se trouvant beaucoup mieux, voulut, malgré notre avis, partir le douzième jour de son séjour à Brides. Il ne fut pas plutôt arrivé à la maison paternelle qu'il se

repentit de son imprudence. Les pustules qui
avaient disparu se manifestèrent de nouveau, et
en plus grand nombre. Il revint beaucoup plus
docile, sur la fin du mois de juillet de la même
année ; il fit une seconde cure de vingt-trois jours,
qui le débarrassa de son ancienne maladie qui, il
y a trois ans, ne s'est plus manifestée.

8° Une jeune personne âgée de 28 ans ayant
joui de la plus belle santé jusqu'en 1832, se
trouve affectée tout à coup, sur la fin du mois
d'avril, sans cause connue, d'une douleur d'estomac troublant parfois la fonction digestive. On
applique des sangsues à la malade ; on la purge.
Rien ne la soulage, excepté un bandage serré
passé autour du tronc. Fatiguée de souffrir et
craignant de voir empirer le mal, la malade se
décide à se rendre à Brides, pour y faire usage
des eaux : elle arrive le 7 juin 1832, prend les
eaux, dès le lendemain, à la dose de trois à quatre
verrées. Nous lui conseillons un bain tous les
deux jours. La boisson devient purgative. Le bain
excite une forte transpiration, et bientôt notre
malade se voit délivrée de sa douleur épigastrique. Elle quitte son bandage le 26 juin. L'amélioration se continue jusqu'à l'époque de son départ de Brides, fixé le 2 du mois de juillet. Nous
priâmes la mère de cette aimable malade de
nous tenir au courant de l'état futur de sa fille,
et les nouvelles que nous en eûmes nous confir-
mèrent son parfait rétablissement.

5

9° M. de ...., appliqué à un bureau, et par conséquent réduit, par état, à mener une vie sédentaire, fut atteint à l'âge de 52 ans, le 4 novembre 1832, d'un étourdissement simulant une menace d'apoplexie. Des secours prompts et une méthode antiphlogistique active tirèrent le malade du danger qui le menaçait. Mais, malgré les soins de l'art, il lui resta une surdité accompagnée d'un bruit pareil à celui que fait l'eau d'un petit ruisseau. Dans cet état, il se transporte à Brides, le 2 juillet 1833 ; il prend les eaux, d'abord à la dose ordinaire de six verrées, et progressivement jusqu'à douze. Nous lui défendîmes les bains, parce qu'ils augmentaient la congestion cérébrale. La boisson procurait des résultats plus que satisfaisans ; car le malade obtenait chaque jour cinq à six selles abondantes. Une amélioration sensible ne se manifestant pas les premiers quinze jours, notre malade interrompit quelque temps l'usage des eaux ; et un vésicatoire lui fut appliqué, pendant cette période, à la nuque. Le malade fit ensuite une seconde cure ; mais dès le neuvième jour, le bruit incommode de l'organe de l'ouïe semble diminuer : l'on est plus obligé d'élever autant la voix pour se faire entendre. Chacun crie au miracle ; et ce prodige n'est que le résultat des vertus médicales de nos eaux, que le malade quitte le 8 du mois d'août 1833. D'après des informations prises, nous savons que sa guérison fut parfaite.

10° Mad....., âgée de 47 ans, à tempérament sanguin, mère de plusieurs enfans, sujette depuis quatre ans à mille irrégularités du flux menstruel, et depuis dix-huit mois, à des pertes utérines, survenues, disait-elle, après de grands chagrins, éprouve, dans le courant de janvier 1832, une douleur sourde, un poids qui se propage jusqu'aux aines, aux lombes et à la vulve. « Il me semble, disait-elle, qu'on me tiraille la matrice. » Les pertes étaient purulentes et ichoreuses, âcres et fétides, elles excoriaient les parties sexuelles. Ayant entendu dire que les eaux de Brides avaient guéri plusieurs maladies de ce genre, elle se rend à nos eaux le 23 juin 1832; boit l'eau à la dose de quatre à six verrées; prolonge ses bains au-delà d'une heure; prend tous les soirs une douche ascendante utérine ou vaginale de douze à quinze minutes. La malade se lave tous les soirs avec l'eau thermale, avant de se mettre au lit. La douleur devient lancinante et beaucoup plus vive; mais la malade s'aperçoit que l'écoulement diminue et devient moins fétide. Après une cure de vingt-huit jours; après une autre de dix-huit, Madame parfaitement bien, rentre à la fin du mois d'août dans le sein de sa famille, qui avait eu de si justes craintes de perdre une bonne mère.

11° Mad. ... âgée de 23 ans, nerveuse, accouche fort heureusement le 26 du mois de février 1832. Son mari n'ayant pas voulu lui per-

mettre de nourrir son enfant, il lui survint une
tumeur à la mamelle droite, accompagnée de
chaleur, de rougeur et de douleur. La suppura-
tion se déclare : le bistouri lui ouvre un passage;
la plaie donne pendant dix-huit jours, elle se
ferme, et la malade se croit guérie. Mais sur la
fin de mars, même année, notre malade s'aperçoit que sa mamelle s'engorge de nouveau. La
tumeur, moins douloureuse que la première fois,
n'augmente pas; mais en restant stationnaire,
elle est dure, indolente, et inquiète beaucoup
la malade. Dans cette incertitude, son médecin
lui conseille les eaux de Brides, où elle arrive,
le 4 du mois de juin. Madame se baigne tous les
deux jours, et prend une douche à la pomme
d'arrosoir sur la partie malade. Le jour que le
bain n'a pas lieu, nous lui conseillons une friction
avec la pommade d'hydriodate de potasse, le soir
avant de se coucher. La boisson procure des
évacuations alvines : bientôt la tumeur diminue
de grosseur et de dureté; et le 28 juillet, la malade se dit guérie. Nous lui permettons de partir
le lendemain. Nous avons su que son bien-être a
continué, et que déjà elle a donné un second ci-
toyen à sa patrie.

12° M. ..., âgé de 39 ans, d'une forte constitution, tempérament billieux, colporteur depuis
10 ans, dans les environs de Mâcon, avait joui
d'une assez bonne santé, jusqu'au mois de mai
1832. Rentré en Savoie, pour mieux se soigner;

le malade, en passant à Moûtiers, vint nous consulter. Interrogé sur les remèdes administrés, il nous dit qu'il n'avait pris que des amers, « parce « que, dit-il, il se croyait faible d'estomac. » Nous lui conseillons de suivre une autre méthode, et de ne confier sa guérison qu'aux eaux de Brides, où il se rendit le 7 juin de la même année, et avec les symptômes suivans : une chaleur et une douleur à l'hypochondre droit un peu tuméfié ; la douleur augmentait sous la pression, et se propageait jusqu'à l'épaule droite ; le teint brun et jaune, les urines foncées et latériticées, la bouche amère, la langue grise et un peu jaunâtre ; parfois des vomissemens billieux, et le tout accompagné de fièvre caractérisée par un pouls dur et accéléré. Nous lui conseillons six à huit verrées, dès le lendemain de son arrivée ; un bain tous les jours pris dans la matinée et prolongé pendant une heure. La boisson purge notre malade journalièrement. Le huitième jour il prit une douche à friction de quinze à dix-huit minutes sur la région du foie : douche que le malade fut obligé d'interrompre encore pour quelques jours, parce que la première l'avait beaucoup fatigué. Il la reprit le 22 du courant, et impunément. Mais il faut dire qu'à cette époque la douleur avait beaucoup diminué, ainsi que tous les symptômes concomitans. Les vomissemens avaient cessé ; la langue s'était dépouillée, etc. L'amélioration s'est continuée jusqu'au 6 juillet ; époque à laquelle le malade partit de Brides, délivré de son hépatite (inflammation du foie). Sa guérison fut parfaite, car sa femme vient de nous assurer qu'il est reparti pour Lyon, pour y gagner sa vie.

13° Une dame laborieuse âgée de 32 à 33 ans, sanguine, ne sachant presque pas ce que s'est que souffrir, fut affectée, dans le courant de l'hiver 1834, d'une anorexie (défaut d'appétit). On lui administre plusieurs toniques et purgatifs assez violens qui opèrent merveilleusement. Mais le goût des alimens, l'appétit ne reviennent pas ; car elle restait plusieurs jours, sans éprouver aucun besoin. La saison des bains arrive ; elle se rend à Brides les premiers jours de l'ouverture de l'établissement, prend les eaux, d'abord à petite dose, qui s'augmente progressivement. L'appétit revient, dès le douzième jour de son arrivée. Elle continue la boisson encore pendant quelques jours, puis quitte Brides parfaitement rétablie.

14° Mademoiselle ..., âgée de 19 ans, à tempérament lymphatique, vivant sur les modiques profits de l'aiguille, fut atteinte au mois d'août 1830, par une douleur fixée à la conjonctive palpébrale ; douleur qui augmentait par le travail, et lorsque la malade fixait long-temps les yeux sur de petits objets. La malade ayant essayé tous les colyres préconisés pour les maux des yeux, se décide à se rendre aux eaux de Brides. Elle arrive les premiers jours de juin 1831. Nous ayant consulté le lendemain de son arrivée, nous observons les symptômes suivans : une rougeur vive dans l'organe, un léger gonflement de la conjonctive ; une difficulté extraordinaire de supporter la lumière, un larmoyement habituel qui augmentait par la fatigue de l'organe, point d'altération sensible dans le pouls. Enfin les principaux symptômes d'une ophtalmie, à diathèse scrophuleuse. Nous lui conseillons de se laver les yeux avec l'eau thermale, sept à huit fois par jour, de boire six verrées chaque matin et de prendre un bain tous les deux jours. Le onzième jour, voyant que les symptômes ne s'aggravaient pas, nous jugeâmes à propos d'aider l'action des eaux par une application de ventouses écarifiées sur la partie postérieure et supérieure du tronc. Quelques jours après, le malade parut se trouver mieux ; l'organe moins sensible supportait la lumière ; les symptômes inflammatoires disparurent peu à peu ; et la malade fut capable de reprendre ses travaux dans le courant du mois d'août. Depuis lors, la malade s'est établie, et ses enfans paraissent jouir d'une bonne santé.

15° Un jeune homme âgé de 24 ans, robuste, mais qui avait à se repentir d'avoir joui, se trouve tout-à-coup affecté d'une douleur fixée au tybia de la jambe gauche ; douleur qui le tourmentait surtout la nuit, et qui disparut sous l'influence d'une méthode antiphlogistique et émolliente. Mais à la place il lui survint de petites taches rouges, occupant les extrémités inférieures et l'abdomen. Craignant d'avoir subi un traitement imparfait, il se rend à Brides, prend, d'après nos conseils, les eaux en bain et en boisson. Les deux modes d'administration font leur effet, car, après vingt-huit jours de séjour à Brides, le malade se trouve délivré de ses taches et de ses douleurs. M. a fréquenté nos eaux l'année suivante, mais, uniquement, par reconnaissance. Nous regrettons que son arrivée et son départ ne soient pas notés dans nos registres.

*Nota*. Un autre cas à-peu-près d'une nature analogue à celui que nous venons de citer, est celui d'un peintre en décoration, qui, depuis les écarts d'une jeunesse trop libre, n'ayant joui que d'une santé précaire, se rend à Brides, à l'époque de la découverte de la source de l'eau thermale, plutôt pour y exercer son art, que pour prendre les eaux. Cependant en ayant fait usage pendant quelques jours, ce patient vit améliorer son état d'une manière frappante, à la suite d'une érup-tion probablement herpétique : éruption, nous a dit la personne qui nous a transmis le cas, simu-lant une lèpre occupant toute la poitrine ; mais qui, avec sa disparition, rendit la santé à cet infortuné.

16. Une dame âgée de 35 ans, douée d'un tem-pérament lymphatique, d'une constitution molle, sujette, depuis plusieurs années, à un écoule-

ment utérin, tantôt jaune, tantôt verdâtre, et quelquefois blanc. A cette infirmité qui tachait ses vêtemens, se joignait une douleur gravative plus ou moins vive dans l'hypogastre ; une douleur d'estomac, une irritation de la muqueuse vaginale. Cette affection ayant résisté à tous les moyens thérapeutiques ordinaires, la malade se rend à Brides le 12 juin 1833. Nous lui conseillons la boisson, à la dose de quatre à six verrées ; elle prend trois bains par semaine, et tous les jours une douche ascendante, vaginale, prolongée jusqu'à huit, dix minutes. Après un traitement de vingt-sept jours, la malade qui s'aperçoit que l'écoulement avait diminué insensiblement, le voit enfin cesser tout-à-fait, et tous les symptômes qui en dépendaient. Madame part de Brides au commencement d'août, bien rétablie. Ayant eu occasion de revoir cette personne, nous savons qu'elle a joui d'une bonne, santé depuis son départ de Brides.

*N. B.* Ce cas pathologique mérite d'autant plus d'être observé, que c'est une maladie des plus communes dans les grandes villes, dans les pays froids et humides, dans les saisons pluvieuses. Aussi cette déplorable infirmité paraît-elle endémique sous le ciel brumeux de la Hollande et de la Grande-Bretagne ; et n'est-elle jamais plus fréquente à Paris que dans les temps pluvieux et froids : car, si l'on en croit le docteur Sance-

rote, les cinq huitièmes des Parisiennes en se-
raient incommodées. Que ces infortunées se rendent à Brides, elles y trouveront le remède !

17° Mademoiselle ...., âgée de 18 ans, née de
parens robustes et sains qui contrarièrent les
inclinations morales de leur enfant, tomba dans
une langueur générale qui faisait craindre pour
ses jours. Son teint pâle, tirant sur le vert, par-
ticulièrement sur les lèvres, nous frappa à son
arrivée à Brides. Ses yeux étaient tristes et lan-
guissans ; la malade avait les paupières et la face
bouffies : ses chairs molles pouvaient à peine
supporter son squelette ambulant ; sujette à ver-
ser des larmes sans cause connue, avec son iner-
tie physique, et une espèce d'engourdissement
moral, il se manifestait quelquefois chez elle
une susceptibilité extrême. Appétit presque nul,
ventre météorisé, avec constipation, respiration
courte, et l'aménorrhée (1) venait achever le tableau. A la vue de tant de maux, nous l'avouons
ingénûment, nous n'osions compter sur les vertus
médicales des eaux. Mais nous fûmes agréable-
ment surpris. : l'état de la malade changea tout
à coup. Le neuvième jour, sa bonne mère, nous
annonce que les règles de son enfant venaient
de se manifester. Le flux dura six jours, pendant lesquels la jeune malade interrompit l'usage
des eaux. Passée cette période, elle revient à la
boisson, qui, dès les premiers jours mit fin à la

(1) Suppression du flux menstruel.

constipation. Les autres symptômes diminuent
chaque jour de leur intensité. Déjà ses joues se
colorent : ses yeux moins tristes annoncent un
bien-être qui fut changé, après un mois et demi
de séjour à Brides, en une parfaite guérison :
guérison peut-être accélérée par les distractions,
l'exercice, le climat et quelques remèdes auxiliaires; tel que le carbonate de fer que nous lui
avions conseillé; mais qui n'enlèveront rien à la
part active que les vertus des eaux de Brides
eurent dans une cure aussi surprenante. La malade qui était arrivée les premiers jours de juillet,
nous quitta le 22 août 1833.

18° M. de..., d'un tempérament sec, maigreur
extraordinaire; malade depuis plusieurs années,
se décide, après avoir pris conseil de plusieurs
médecins qui avaient prolongé sa triste existence,
se décide, disons-nous, à aller passer quelques jours aux eaux de Brides, dont il avait entendu dire du bien. Chaleur, douleur au creu de
l'estomac, tantôt plus, tantôt moins aigue; douleur à la région ombilicale qui s'exaspérait à la
moindre pression et au plus petit excès; tantôt
diarrhée, tantôt constipation; le bout de la langue
d'un rouge vif, froid des extrémités, matières
alvines muqueuses simulant la râclure de boyaux;
pouls petit et accéléré et quelquefois dur. Le
malade arrive le 5 juillet 1832. La boisson fatigue
beaucoup le patient : le vomissement qu'elle occa-
sionne, le force de l'interrompre pendant deux

jours. Après ce terme, le malade fait un nouvel essai à plus petite dose, mais qui s'augmente progressivement. Le malade, au bout de quatorze à quinze jours, commence à éprouver un bien-être qui lui fait espérer sa guérison. En effet, tous les jours il se trouve un peu mieux : les forces se rétablissent; les douleurs épigastrique et hypogastrique avaient beaucoup diminué; le froid des extrémités avait disparu. Le malade avait repris d'appétit et supportait les alimens; son teint avait changé; son pouls plus plein se manifestait moins dur. Enfin le 11 du mois d'août il vient nous témoigner sa gratitude et son contentement; part dans l'après midi du même jour, revient l'année suivante par reconnaissance, et pour entretenir les baigneurs de sa guérison.

19° M. de ... âgé de 52 ans, à tempérament sanguin et billieux, d'une haute taille, poitrine large, teint pâle, cheveux bruns, se rend à Brides le 13 du mois d'août 1833. Il nous fit appeler le lendemain de son arrivée, pour le diriger. Il nous accuse une douleur obtuse et profonde sur le côté droit de la poitrine, avec dyspnée, frisson, toux, expectoration muqueuse, et quelquefois, nous a dit le malade, sanguinolente, un pouls plein et dur, surtout pendant la nuit; temps où la fièvre manifestait son redoublement. Nous lui conseillons surtout la boisson des eaux qui procure au malade plusieurs selles journalières. Ce résultat satisfaisant s'étant maintenu, le patient

éprouve bientôt une amélioration dans son état.
Il commence à reposer un peu mieux. La respiration devenue plus facile n'indiquait la douleur
latérale du thorax, que dans les inspirations profondes et commandées. La boisson se continue ;
des sangsues appliquées au fondement ; un vésicatoire entretenu sur le bras droit pendant les
derniers quinze jours de son séjour aux eaux, le
climat tempéré de Brides, etc., procurèrent un
bien-être satisfaisant au malade qui nous quitta
le 4 septembre, accompagné seulement de son
asthme, auquel il était sujet depuis 18 ans.

20° Une fille de 22 ans, robuste, vivant à la
campagne, n'ayant jamais éprouvé de malaise,
supprima ses règles en se mouillant les extrémités
dans l'eau froide. Quoiqu'elle n'eut pas bien chaud,
nous dit-elle, elle éprouva depuis cette imprudence une faiblesse, une perte d'appétit, des
maux d'estomac et un malaise général. Les remèdes ordinaires furent employés inutilement.
La malade eut recours aux eaux emménagogues
de Brides, qui rendirent à cette fille son flux
menstruel le quatorzième jour de son arrivée ;
et depuis lors, elle a joui d'une parfaite santé.

21° Un individu âgé de 30 à 31 ans, très-robuste
( profession de ferblantier ) s'aperçoit que son
embonpoint avait beaucoup diminué. Il devenait
maigre, sec et tout jaune ; il n'avait point d'appétit, éprouvait un dégoût pour tous les alimens.
Les eaux dépuratives de Brides, bues le matin à

la dose de huit à dix verrées, et quelquefois dans la journée délivrèrent cet infortuné de son ictère (jaunisse); lui rendirent l'appétit au bout de vingt-trois jours, en procurant de nombreuses évacuations de matières billieuses et noirâtres.

22° M. ..., d'un tempérament sanguin, se rendit aux eaux de Brides le 14 juin 1832, pour se guérir d'un rhumatisme errant qui le tourmentait depuis trois ans, plus ou moins cruellement. Il se jetait sur toutes les articulations; mais celles des anches et des genoux étaient plus souvent prises. Une foule de remèdes prescrits par l'art et par des charlatans, ni plusieurs sources thermales des environs n'avaient pu le soulager. Nos eaux lui furent conseillées sous le triple mode d'administration, boisson, bain et douche à friction. Vingt-deux jours après son arrivée, le malade se trouva délivré de son ancienne infirmité !.. Pendant l'usage des eaux, évacuations alvines considérables, urines copieuses et transpiration cutanée abondante.

23° La renommée publie chaque année des guérisons de névralgies, opérées par les eaux de Brides. Témoins des personnages distingués de plusieurs grandes villes, et surtout de Genève et de Turin. Nous nous abstiendrons d'en donner la description, parce que nous dépassons déjà les limites que nous nous sommes prescrites dans ce Manuel, dont la prolixité deviendrait fastidieuse pour le baigneur. Nous lui observerons seule-

ment que, quoique les modes variés d'administration de nos eaux ne soient pas à rebuter dans
ces espèces de cures, les bains à vapeur, par
une action plus marquée, paraissent accélérer
ces guérisons, et rendre le succès des eaux thermales plus assuré.

24° Cette dernière observation a pour objet,
quelques lésions affectant, tantôt un système,
tantôt un autre, et guéries par les eaux médicales de Brides.

Nous ne rappellerons pas toutes les cures de
fausses ankiloses, des rétractions nombreuses
par suite de blessure, de brûlure, etc., des tumeurs blanches, des ulcères chroniques ayant
la plupart leur siége aux extrémités inférieures.
Les uns unis à une diathèse scrophuleuse ou
dartreuse, les autres à la scorbutique ou rhu-
matismale, etc. Combien d'ulcères vénériens à
bord cuivreux ont changé, pour ainsi dire, de
nature, sous l'influence thérapeutique des eaux
de Brides. Nous ne finirions pas, si nous vou-
lions citer les cures d'une infinité de plaies qui
se cicatrisent chaque année par le moyen des
eaux de Brides.

Nous ne passerons cependant pas sous silence
la rétraction des deux doigts d'un ouvrier, connu
de tout le monde, et qui fut guérie à l'époque de
la découverte des eaux, pendant le temps même
que cet ouvrier travaillait à la construction du
bassin thermal.

Personne n'ignore la cure d'une rétraction ten-
dineuse qui, ayant replié le poignet sur l'avant-
bras, avait pour ainsi dire collé les doigts sur les
faces internes du radius et du cubitus ( os de
l'avant-bras); rétraction, disent les témoins ocu-
laires, qui était due à la dislocation de ces deux os
avec la main. L'action prolongée des eaux permit
l'introduction d'une atelle entre la main et la face
interne de ces os. L'action compressive de cette
atelle, graduée sur les effets thermaux, procura
insensiblement le décollement de la main et son
ouverture, au bout d'un mois et demi de traitement.

Enfin, nous n'oublierons jamais la guérison
d'un brave militaire qui, servant sous les dra-
peaux français, reçut en 1808 ( campagne d'Es-
gne) une balle qui lui traversa le bras de part en
part, effleurant la face interne de l'humérus. Les
chirurgiens qui suivaient ces guerriers procurèrent la cicatrice de la plaie, dans le laps de deux
mois environ. Rentré chez lui en 1814, notre
militaire jouit d'une bonne santé pendant plusieurs années, lorsqu'après de longues fatigues
essuyées pendant les chaleurs de 1825, il res-
sentit une douleur vive à la partie inférieure de
l'humérus, à trois pouces environ, plus bas de
l'ancienne blessure. Cette douleur augmente, puis
se calme en formant un abcès qui fut ouvert par
M. le docteur Hybord. Le malade ne pouvant
obtenir la cicatrice, se rend à Brides l'année sui-

vante, prend les eaux pendant un mois et quelques jours, voit sortir de sa plaie une esquille de la grosseur de quelques lignes, et d'un pouce, environ, de longueur. Mais, avec son expulsion, la cicatrice et la guérison s'opérèrent, et depuis lors, dit ce brave, « je n'ai plus eu, grâces aux « eaux de Brides, aucun ressentiment de mon « ancienne blessure. »

P. S. Si nous avons omis la lettre même initiale des noms des malades dans la description des maladies, c'est que nous avons voulu respecter l'opinion de quelques personnes qui nous en ont fait observer l'inutilité.

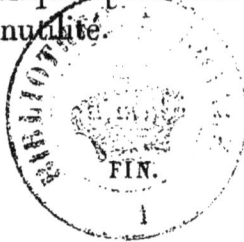

FIN.

AVEC PERMISSION.

# TABLE DES MATIÈRES

## CONTENUES DANS CET OPUSCULE.

—◦◦◦◦—

# CHAPITRE TROISIÈME.

# CHAPITRE QUATRIÈME.

# CHAPITRE CINQUIÈME.

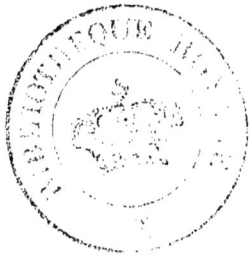

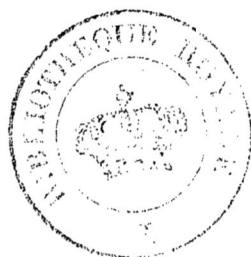

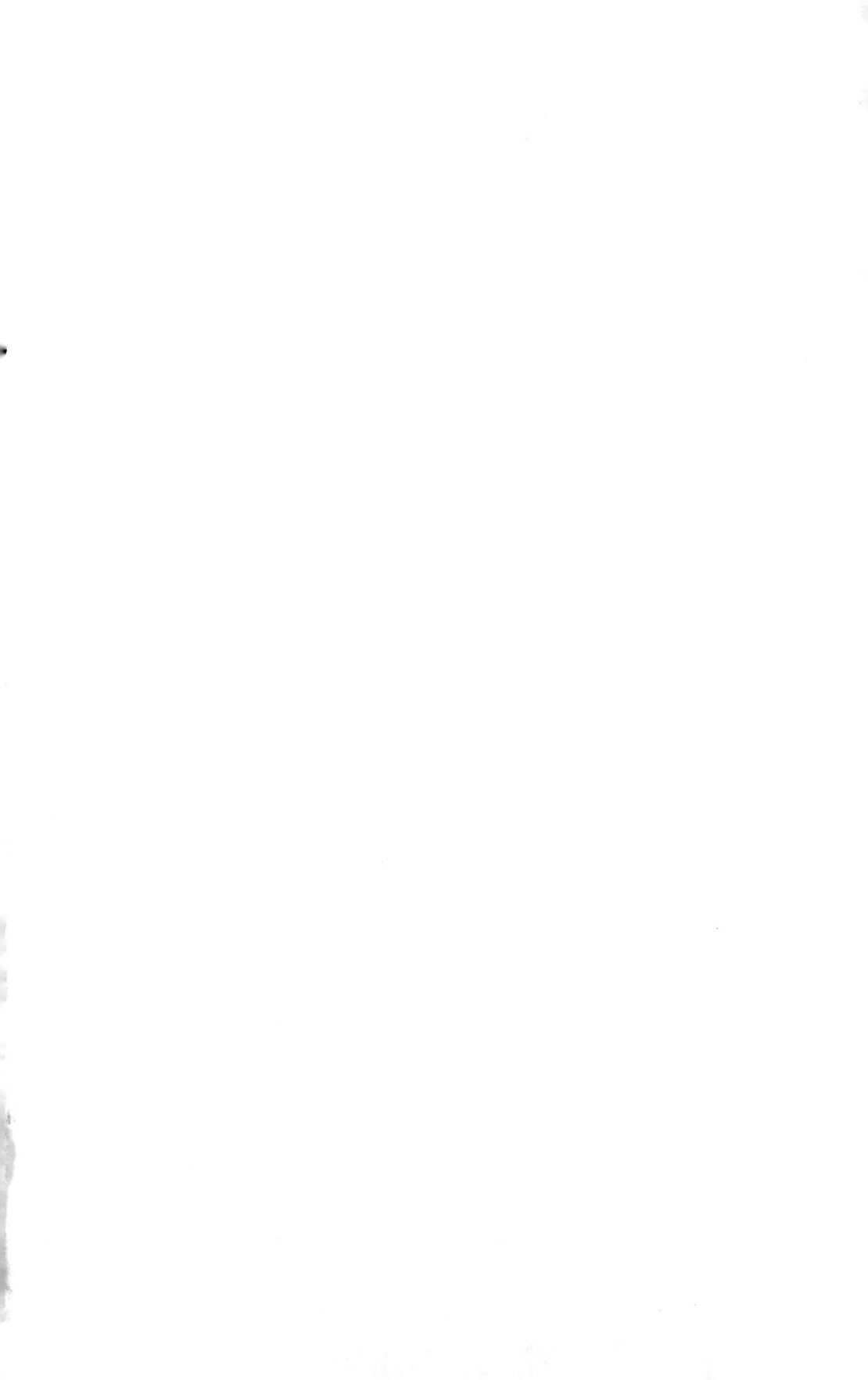

www.ingramcontent.com/pod-product-compliance
Lightning Source LLC
Chambersburg PA
CBHW030927220326
41521CB00039B/988